主编 杨洪涛 温庆芳

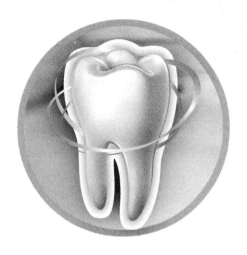

Yati Jiepou Yu Diaoke Jishu

牙体解剖与雕刻技术

第 2 版

山东城市出版传媒集团·济南出版社

图书在版编目（CIP）数据

牙体解剖与雕刻技术／杨洪涛，温庆芳主编. — 2
版. —济南：济南出版社，2023.7（2024.8 重印）
ISBN 978 - 7 - 5488 - 5759 - 4

Ⅰ.①牙… Ⅱ.①杨… ②温… Ⅲ.①牙体—人体解
剖学—教材②口腔科学—工艺学—教材 Ⅳ.①R322.4
②R783.2

中国国家版本馆 CIP 数据核字（2023）第 115893 号

出 版 人　谢金岭
责任编辑　张所建　姜如孟
封面设计　胡大伟　张　倩
出版发行　济南出版社
地　　址　济南市二环南路 1 号（250002）
编辑热线　0531 - 86131725
发行热线　0531 - 86131704　67817923　68810229
印　　刷　济南鲁艺彩印有限公司
版　　次　2023 年 7 月第 2 版
印　　次　2024 年 8 月第 2 次印刷
成品尺寸　185 mm×260 mm　16 开
印　　张　15.5
字　　数　306 千
印　　数　3001—5000 册
定　　价　58.00 元

（济南版图书，如有印装质量问题，请与我社出版部联系调换。联系电话：0531 -
86131716）

编 委 会

前　言

　　《牙体解剖与雕刻技术（第2版）》教材是根据山东省中高职教学指导方案，结合专业岗位实际需求，为中职口腔修复工艺和高职口腔医学技术专业设计编写的。

　　本教材以"项目引导、任务驱动"的理念进行编写，共包含八个项目，并附"牙体解剖学与练"。项目一为基本理论知识，项目二为基本实践技能操作；项目三到项目七分别介绍了切牙组、尖牙组、前磨牙组、上颌磨牙组和下颌磨牙组的关于牙体解剖特点的理论知识，石膏牙和蜡块牙雕刻以及可塑材料牙塑形的实践技能；项目八为理论联系生活，阐述了牙体解剖形态的生理意义。本教材理论部分，以够用为主，主要对牙体解剖知识进行了较为全面的阐述；实践部分根据中职口腔修复工艺和高职口腔医学技术专业的学生毕业后的岗位能力需要进行设计，详略兼具地阐述各种牙体雕刻技术的方法与步骤。

　　本教材参考和引用了一些与本专业相关的知识和资料，在此谨向原作者表示衷心感谢。

　　由于时间紧、任务重，本教材编写中恐有不足之处，敬请各位同仁批评指正，以期在改版时进一步改进提高。

杨洪涛

目 录

项目一　牙的基础知识

【项目目标】

素质目标：

1. 具有严谨求实的治学态度、高度负责的敬业精神、精益求精的工作作风。

2. 具有整体与局部的观念和理论联系实际的能力。

3. 能够用进化发展的眼光看待事物。

知识目标：

1. 掌握牙的组成和分类、牙位记录方法、牙体解剖应用名称与解剖标志。

2. 理解牙的演化。

能力目标：

1. 能够熟练应用部位记录法和国际牙科联合会系统。

2. 能够在图片和牙模型上指出牙体解剖应用名称与解剖标志。

任务一　认识牙的演化

任务一　认识牙的演化

动物为了适应生活环境的不断变化及生存发展的需要，在长期演化过程中身体各部分器官都发生了相应的改变。尤其是咀嚼器官，由于食物来源、种类和性质的改变，其形态结构和功能特性都会趋向于与各种食性相适应，从而使动物的生存延续得到保证。因此，在从低等向高等发展的过程中，由于生活条件和功能的需要，不同动物的牙的数量和形态也各异（表 1-1）。

鱼类的牙没有咀嚼作用，主要用于捕捉食物。其牙大多为向后弯曲的单锥体或三角片牙，称单锥牙，一般来说全口牙的形态基本相同，故称同形牙（图 1-1）。在每一牙之后有许多后备牙存在，当旧牙脱落以后，便由新牙补充，如此去旧更新，终生不止，故称之为多牙列。鱼类的牙数目很多，有的可达 200 个左右。此类牙无牙根，仅借纤维膜附着于颌骨的边缘，容易脱落，称为端生牙（图 1-3）。牙除分布于上下颌骨外，还分布于腭骨、舌骨、翼骨、犁骨等骨的表面，有时也分布于咽、腮、食管的表面。

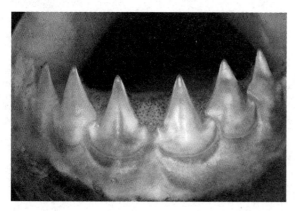

图 1-1　鱼的单锥牙（同形牙）

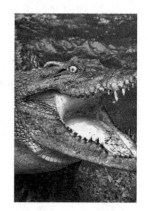

图 1-2　鳄鱼的单锥牙

两栖类和爬行类动物的牙，亦大多为单锥牙、同形牙和多牙列（图 1-2）。但牙的数量随动物等级的提高而逐渐减少，牙附着于颌骨的方式多为端生牙。一部分爬行类动物的牙不仅基部与颌骨相连，其一侧也附着于颌骨的边缘，称为侧生牙（图1-3）。此类牙虽无完善的牙根，但已较端生牙牢固。自爬行类以上等级的动物，牙的分布已逐渐集中于上下颌骨。所有的现代鸟类均无牙齿，但化石鸟如北美鱼鸟是有牙的，在其上下颌各有一排单锥体牙（图1-4），与鳄鱼的牙相似。

 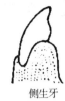 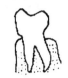

端生牙　　　　　侧生牙　　　　　　　槽生牙

图1-3　牙附着于颌骨的方式

哺乳类动物的牙数目显著减少，牙列数目也从多牙列变为双牙列，即一生中只有两副牙列：乳牙列和恒牙列。乳牙脱落后被恒牙所替代，恒牙脱落后则不再有新牙长出。由于哺乳类是肉食、草食或杂食性的动物，为适应咀嚼食物的需要，全口牙的形态也各异，可以区分为切牙、尖牙、前磨牙及磨牙四类，故称为异形牙。因为牙的主要功能是

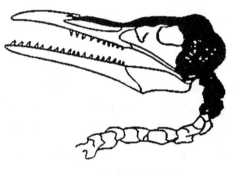

图1-4　古鸟的单锥体牙

咀嚼，需承担咬合力，故此类牙的牙根发达，并位于颌骨的牙槽内，附着较为牢固，称为槽生牙（图1-3）。

表1-1　不同动物牙齿演化过程中的特征

分类	数目	形态	替换次数	牙根	附着方式	分布
鱼纲	极多	同形牙	多牙列	无	端生牙	上下颌骨，其他骨，舌、咽等
两栖纲	多	同形牙	多牙列	无	端生牙	上下颌骨，其他骨
爬行纲	多	同形牙	多牙列	有	侧生牙、槽生牙	上下颌骨
鸟纲	退化					
哺乳纲	较少	异形牙	双牙列	有	槽生牙	上下颌骨

综上所述，动物在从低等向高等发展的过程中，牙的演化特点包括下列几个方面的变化：①牙的数目从多到少；②牙的形态从单一的同形牙发展为不同形态的异形牙；③牙的替换次数从多牙列到双牙列；④牙根从无到有；⑤牙的附着方式，由端生、侧生到槽生；⑥牙的分布，由广泛分布到局限于上下颌骨内。

任务二　牙的组成、分类和功能

一、牙的组成

牙的组成包括外观和剖面观两个维度上的组成。

（一）外形观察

从外观上看，牙由牙冠、牙根及牙颈三部分组成（图1-5）。

1. 牙冠（dental crown）　牙发挥咀嚼功能的主要部分。正常情况下，牙冠大部分显露于口腔，邻近牙颈的一小部分被牙龈覆盖着。各种原因引起的牙龈萎缩或增生，可造成暴露于口腔的牙冠部分不一，故可将牙冠分为解剖牙冠和临床牙冠（图1-6）。解剖牙冠是指牙被牙釉质所覆盖的部分，牙冠与牙根以牙颈为界；临床牙冠是指暴露于口腔内未被牙龈覆盖的牙体部分，牙冠与牙根以龈缘为界。一般所

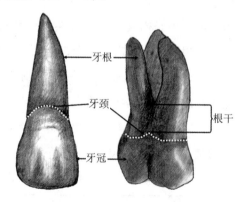

图1-5　牙的外观组成

称的牙冠是指解剖牙冠。健康情况下青年人的牙冠，临床牙冠常小于解剖牙冠；老年人或患有牙周病的牙，因牙龈萎缩，临床牙冠常大于解剖牙冠。牙冠的外形随其功能而异，功能较弱而单纯的牙，牙冠形态比较简单，如切牙类；功能较强而复杂者，牙冠形态也较复杂，如磨牙类。

2. 牙根（dental root）　牙根是指牙被牙骨质所覆盖的部分，也是牙的支持部分。正常情况下，牙根整个包埋于牙槽骨中，不显露于口腔内。由于各种原因引起的牙龈萎缩，可造成牙根暴露于口腔，故也可将牙根分为解剖牙根和临床牙根（图1-6）。解剖牙根为牙骨质覆盖的部分，牙根与牙冠以颈缘为界；临床牙根为牙体在口腔内不能见到的部分，牙根与牙冠以龈缘为界。一般所称的牙根是指解剖牙根。牙根的形态与数目也随不同牙的功能而异，功能较弱而单纯者多为单根，如切牙类；功能较强而复

杂者，其根多分叉为 2~3 个，以增强牙在颌骨内的稳固性，如磨牙类。牙根的尖端称为根尖，每一根尖都有小孔，称为根尖孔，它是牙髓的血管、神经及淋巴管出入牙体的通道。多根牙的未分叉部分称为根干或根柱。

3. 牙颈（dental cervix） 牙冠与牙根的交界处称为牙颈，因其呈一弧形曲线，又称牙颈线。正常情况下，在牙的唇、舌面牙颈线凸向根尖，而在牙的近、远中面牙颈线凸向切缘（𬌗面），四个轴面牙颈线彼此互相连续，如同波浪状。

（二）剖面观察

从牙的纵剖面观察，可见牙由三种硬组织（牙釉质、牙骨质、牙本质）和一种软组织（牙髓）四部分组成（图 1-6）。

1. 牙釉质（enamel） 是位于牙冠表层呈白色半透明的钙化组织，是高度矿化的硬组织，可以抵抗较大的咀嚼磨耗。牙釉质是人体中最坚硬的一种组织，其中含无机物 96%~97%，含有机物不足 1%，其余为水。无机物主要是磷酸钙及少量的碳酸钙、磷酸镁和氯化钙等。

2. 牙骨质（cementum） 是位于牙颈、牙根表层的淡黄色的组织。颜色略深于牙本质，硬度低于牙本质。其成分与骨组织相

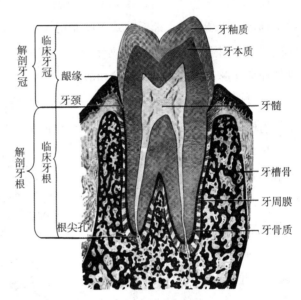

图 1-6 牙的纵剖面观

似，含无机物 45%~50%，有机物和水 50%~55%，有机成分主要为胶原蛋白和黏多糖的基质。牙骨质借牙周膜将牙体固定于牙槽窝内。牙颈部的牙骨质较薄，根尖部及根分叉处牙骨质较厚。当牙根表面受到损伤时，牙骨质具有修复功能，可以新生。

3. 牙本质（dentine） 是位于牙釉质及牙骨质内层的淡黄色硬组织，它构成了牙的主体部分，质地不如釉质坚硬，其中含无机物约 70%，含有机物约 20%，含水约 10%。牙本质的内面有一空腔，称髓腔。在牙本质中有神经末梢，是痛觉感受器，受到刺激会产生酸痛感。

4. 牙髓（dental pulp） 是充满在髓腔中的疏松结缔组织，其四周为坚硬钙化的牙本质所包围。牙髓内含血管、神经、淋巴管、成纤维细胞和成牙本质细胞，主要功能为营养牙体组织，有新陈代谢作用，并形成继发性牙本质。正常牙髓的颜色为粉红

色。牙髓因为有髓鞘纤维,对外界刺激异常敏感,稍受刺激即可引起剧烈疼痛,且无定位能力。供应牙髓组织的血管由狭窄的根尖孔进出,牙髓组织发生炎症,髓腔内压力增高,容易造成局部血液循环障碍,使牙髓组织坏死。

二、牙的分类

牙的分类方法主要有两种:一种是根据牙的形态和功能分类,另一种是根据牙在口腔内存在时间的长短分类。

(一)按形态及功能分类

牙的形态和功能是相互适应的,按此可分为以下四类(图1-7;表1-2):

1. 切牙(incisor) 位于口腔牙弓前部中线两侧,上、下、左、右共8颗。唇舌面呈梯形,切端平直,邻面观颈部厚而切缘薄,牙冠呈楔形。其主要功能为切割食物,一般不需要用强大的咬合力,故牙冠的形态较简单,牙根均为单根。切牙同时还具有维持面部外形美观、辅助发音的功能。

2. 尖牙(canine) 又称犬齿。位于口角处,上、下、左、右共4颗。牙冠邻面观仍为楔形,其特点是切端上有一个突出的牙尖,以利于穿刺和撕裂食物。牙根为单根,且长而粗大,有较强的支持力,以适应其功能的需要。尖牙通常为口腔当中存留时间最长的牙,可以维持口角的丰满度。

3. 前磨牙(premolar) 又称为双尖牙。位于尖牙之后、磨牙之前,上、下、左、右共8颗。牙冠呈立方形,有一个与对颌牙接触的咬合面,即𬌗面,其上一般有两个牙尖。前磨牙有协助尖牙撕裂食物及协助磨牙捣碎食物的作用,其牙根为扁根,单根多见,亦有根分叉者。

4. 磨牙(molar) 位于前磨牙之后,上、下、左、右共12颗。牙冠大,有一宽大的咬合面,即𬌗面,其上有4~5个牙尖,结构比较复杂,其作用主要为磨细食物。一般上颌磨牙有三个根,下颌磨牙为双根,在磨

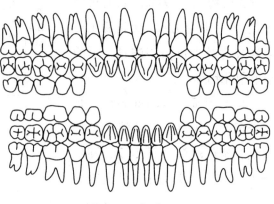

图1-7 恒牙

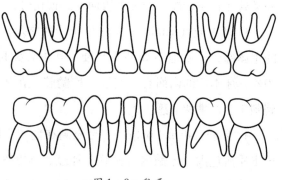

图1-8 乳牙

细食物的过程中有利于增加牙的稳固性。

切牙和尖牙位于口腔前部,两侧口角之间,故可称为前牙;前磨牙和磨牙位于口角之后,故称为后牙。

表 1－2　根据牙的形态和功能分类

分类	数目	功能	牙冠			牙根
			唇颊舌面观	邻面观	切面观	
切牙	8	切割	梯形四边形	楔形三角形	切嵴	单根
尖牙	4	穿刺撕裂	五边形	楔形三角形	1 牙尖	长而粗大,单根
前磨牙	8	撕裂捣碎	五边形	四边形	咬合面2～3 牙尖	扁,可有分叉
磨牙	8～12	捣碎磨细	梯形四边形	四边形	咬合面大4～5 牙尖	上:颊舌向 3 根下:近远中向 2 根

(二) 按在口腔中存在的暂久分类

人类为双牙列,根据牙在口腔内存在时间的长短,可将牙分为乳牙和恒牙两类。

1. 乳牙 (deciduous teeth) 乳牙为人类的第一副牙齿。婴儿出生 6 个月左右,乳牙开始萌出,至 2 岁半左右,20 个乳牙陆续萌出。自 2 岁半至 6 岁左右,口腔内只有乳牙,这段时间称为乳牙列时期。自 6 岁左右至 13 岁,乳牙逐渐脱落而被恒牙所替代。在此时期口腔内既有乳牙又有恒牙,称为替牙期或混合牙列期。乳牙在口腔内存在的时间,最短者为 5～6 年,最长者可达 10 年左右 (图 1－8)。

乳牙是儿童的主要咀嚼器官,对消化和吸收营养物质、刺激颌骨正常发育及引导恒牙的正常萌出都极为重要。如在此期间受外伤、放疗、化疗和药物等因素的影响,可引起牙的生长发育障碍,并影响乳牙与恒牙的正常替换,故应注意保护乳牙的健康。

乳牙可分为三类:乳切牙、乳尖牙、乳磨牙。

2. 恒牙 (permanent teeth) 恒牙是继乳牙脱落后的第二副牙列,如无疾患或意外损伤,一般不脱落,脱落后也再无牙替代。恒牙自 6 岁左右开始萌出,12～13 岁左右,乳牙全部被恒牙所替换,故 12～13 岁以后称为恒牙列时期 (图 1－7)。由于饮食结构的改变、咀嚼功能的减弱,近代人颌骨发育受限,第三磨牙有退化趋势,有人已出现第三磨牙的缺失。因此,口腔内常见恒牙数目为 28～32 个。恒牙的正常萌出不仅增加了咀嚼面积,而且对维持颌间高度及正常的咬合关系也极为重要。

恒牙可分为切牙、尖牙、前磨牙、磨牙四类。其中切牙、尖牙及前磨牙共 20 个,替换乳牙而萌出，称继承牙。磨牙共 12 个，不替换任何乳牙而萌出，称增生牙。

三、牙的功能

（一）咀嚼功能

食物进入口腔后，要经过咀嚼运动。牙将食物切割、撕碎、捣烂和磨细，并与唾液混合，使之成为食团，以利于吞咽和消化。咀嚼时咀嚼力通过牙根传至颌骨，可刺激颌骨的正常发育。咀嚼功能的生理性刺激，还可增进牙周组织的健康。

（二）发音和言语功能

口腔中对发音和言语影响比较大的器官有舌、软腭、上下唇、牙齿和硬腭。而牙、唇和舌三者之间的位置关系，对发音的准确性与言语的清晰程度有重要的影响。若前牙的位置异常，将直接影响发音的准确程度，如切牙缺失，则唇齿音、齿音、舌齿音发音困难。

（三）保持面部的正常形态

牙及牙槽骨对面部软组织的支持，以及正常的牙弓及咬合关系的配合，使唇颊部丰满，面部表情自然、形态正常。若缺牙较多，则唇颊部因失去牙的支持而塌陷，使面部显得衰老。牙弓及咬合关系异常者，面形也会受到影响。

任务三　牙位记录

在临床工作中，医师和技师为了方便记录或交流，一般不用牙的全称，而将各个牙采用一定的格式、符号、数字，并结合文字记录下来，称为牙位记录。

一、牙列分区

上下颌牙按一定顺序紧密地排列在牙槽骨上，形成一个弓形整体，即为牙列或称为牙弓。为了简明地记录牙的名称和部位，常以"＋"符号将上下牙列分为四个区。符号中的水平线表示𬌗平面，用以区分上下颌；垂直线表示中线，用以区分左右。

"⌐"代表患者的右上颌区，称 A 区；"⌐"代表患者的左上颌区，称 B 区；"⌐"代表患者的右下颌区，称 C 区；"⌐"代表患者的左下颌区，称 D 区。因此，上下颌区分为四个区：

右上区（A 区）	（B 区）左上区
右下区（C 区）	（D 区）左下区

二、牙位记录

（一）部位记录法

将牙列按上述方法分为四个区，乳牙用罗马数字Ⅰ、Ⅱ、Ⅲ、Ⅳ、Ⅴ表示，恒牙用阿拉伯数字 1、2、3、4、5、6、7、8 表示。越靠近中线数字越小，越远离中线数字越大。

1. 乳牙部位记录法（图 1-9）

例如：Ⅲ代表左上乳尖牙，Ⅳ代表右下第一乳磨牙。

2. 恒牙部位记录法（图 1 – 10）

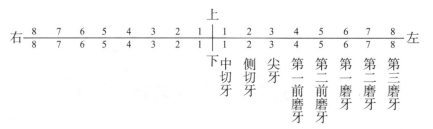

例如：4|代表右下颌第一前磨牙，|7代表左上颌第二磨牙。

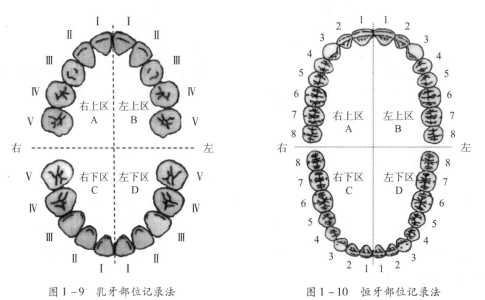

图 1 –9　乳牙部位记录法　　　　　　图 1 –10　恒牙部位记录法

（二）通用编号系统

每一恒牙都有其自己的编号，恒牙采用阿拉伯数字 1～32 记录。上颌牙依次由右向左编号，由右上颌第三磨牙起定为#1，右上颌中切牙定为#8，左上颌中切牙定为#9，左上颌第三磨牙定为#16。下颌牙由左向右编号，左下颌第三磨牙定为#17，左下颌中切牙定为#24，右下颌中切牙定为#25，右下颌第三磨牙定为#32。乳牙采用英文字母A～T记录。依牙列中牙的位置书写如下：

1. 恒牙临床牙位记录（图 1 –11）

上

右 $\frac{1\quad2\quad3\quad4\quad5\quad6\quad7\quad8}{32\ 31\ 30\ 29\ 28\ 27\ 26\ 25}$ | $\frac{9\quad10\quad11\quad12\quad13\quad14\quad15\quad16}{24\ 23\ 22\ 21\ 20\ 19\ 18\ 17}$ 左

下中切牙　侧切牙　尖牙　第一前磨牙　第二前磨牙　第一磨牙　第二磨牙　第三磨牙

例如：#6 表示右上颌尖牙，#22 表示左下颌尖牙。

2. 乳牙临床牙位记录（图1-12）

上

	A	B	C	D	E	F	G	H	I	J	
右											左
	T	S	R	Q	P	O	N	M	L	K	

乳 乳 乳 第 第
下 侧 尖 一 二
中 切 牙 乳 乳
切 牙 磨 磨
牙 牙 牙

例如：B 表示右上第一乳磨牙，N 表示左下乳侧切牙。

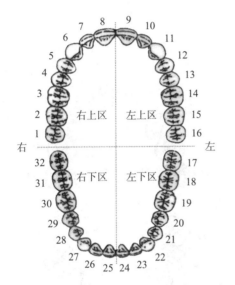

图1-11　恒牙通用编号系统临床牙位记录　　图1-12　乳牙通用编号系统临床牙位记录

（三）国际牙科联合会系统（FDI）

国际牙科联合会系统（Federation Dentaire International system），用两位数来表示牙位：其十位数表示区位，用1代表右上区，2代表左上区，3代表左下区，4代表右下区，5代表乳牙右上区，6代表乳牙左上区，7代表乳牙左下区，8代表乳牙右下区；个位数代表牙序，即各牙与中线相关的位置，越靠近中线牙数字越小。这种记录方法适用于计算机统计。

1. 恒牙编号（图1-13）

上

	18	17	16	15	14	13	12	11	21	22	23	24	25	26	27	28	
右																	左
	48	47	46	45	44	43	42	41	31	32	33	34	35	36	37	38	

下中 侧 尖 第 第 第 第 第
切 切 牙 一 二 一 二 三
牙 牙 前 前 磨 磨 磨
磨 磨 牙 牙 牙
牙 牙

　　每个牙的编号均为两位数，个位数代表牙序，十位数代表区位，如#17 为右上颌第二磨牙。

2. 乳牙编号（图 1 – 14）

55	54	53	52	51	61	62	63	64	65
85	84	83	82	81	71	72	73	74	75

上　　　右　　　左　　　下

乳中切牙　乳侧切牙　乳尖牙　第一乳磨牙　第二乳磨牙

　　例如：#74 为左下第一乳磨牙。

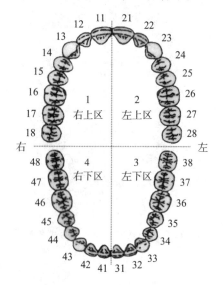

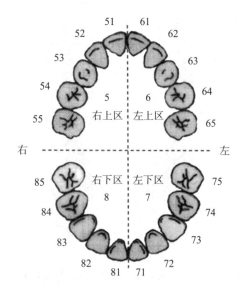

图 1 – 13　恒牙国际牙科联合会系统牙位记录　　　　图 1 – 14　乳牙国际牙科联合会系统牙位记录

任务四　牙体解剖应用名称与解剖标志

一、牙体解剖应用名称

1. 中线（median line）　是将颅面部左右两等分的一条假想垂直线，该线与人体正中矢状面一致。正常情况下，中线通过两眼之间中心点、鼻尖、上下颌的两中切牙接触区。中线将牙弓分成左右对称的两部分（图 1 – 15）。

2. 牙体长轴（long axis）　通过牙体中心的一条假想轴，是经过牙冠和牙根中心的一条假想直线（图 1 – 16，1 – 17）。

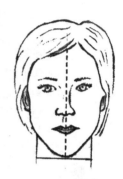

图 1 – 15　中线

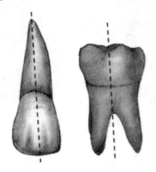

图 1 – 16　牙体长轴

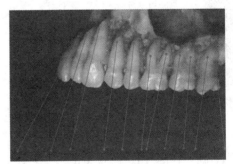

图 1 – 17　各个牙的牙体长轴

3. 接触区（contact area）　相邻的两个牙牙冠邻面相互接触的部位，亦称邻接处、接触面或接触点（图 1 – 18）。

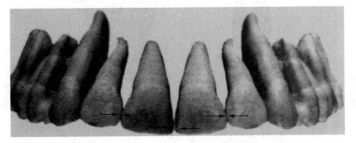

图 1 – 18　牙邻面接触区的部位

4. 线角（line angle）与点角（point angle） 牙冠的两面相交成线角（图 1 - 19），如近中面与唇面相交称为近唇线角，远中面与舌面的交角称远舌线角。两轴面相交于一线的角称轴面角。牙冠的三面相交成点角（图 1 - 20），如磨牙的近颊殆点角是由磨牙的近中面、颊面和殆面相交形成的，前牙的近唇切点角是由前牙的近中面、唇面与切嵴相交形成的。

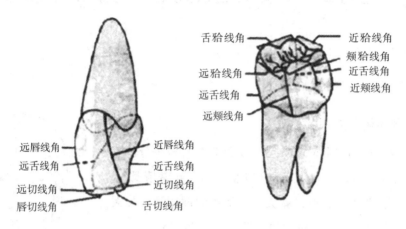

图 1 - 19　线角

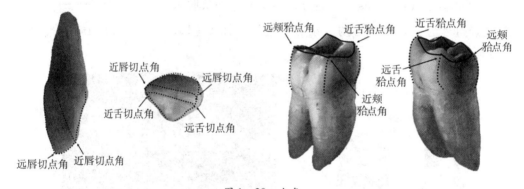

图 1 - 20　点角

5. 外形高点（height of contour） 牙体各轴面最突出的部分称为外形高点（图 1 - 21）。所有外形高点的连线称外形高点连线。

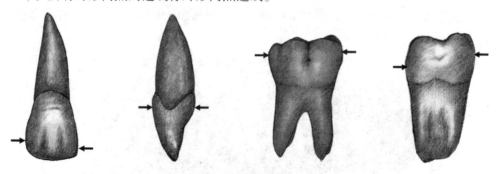

图 1 - 21　外形高点

6. 牙体三等分（division into thirds） 为了明确牙各面上一个部位所在的区域，可将牙各面分为三等份。如牙冠切（𬌗）龈向可分为切（𬌗）1/3、中 1/3、颈 1/3，近远中向可分为近中 1/3、中 1/3、远中 1/3，唇舌向可分为唇（颊）1/3、中 1/3、舌 1/3，牙根则分为根颈 1/3、根中 1/3、根尖 1/3（图 1 –22）。

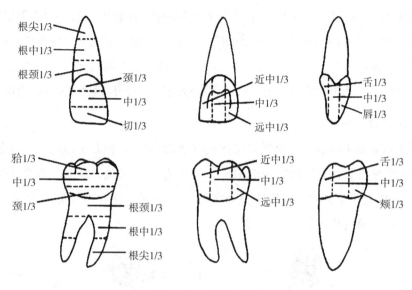

图 1 –22　牙体三等分

二、牙冠各面命名

每个牙表面都由 4 个轴面和 1 个𬌗面或切端构成。与牙体长轴一致的 4 个轴面分别是唇（颊）面、舌（腭）面、近中面和远中面，与牙体长轴垂直的一个面称为𬌗面或切端（图 1 –23）。

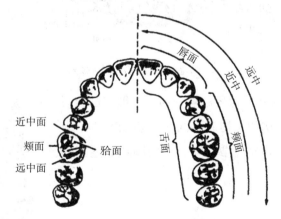

图 1 –23　牙冠各面的命名

1. 唇面（labial surface）　前牙牙冠接近唇黏膜的一面。

2. 颊面（buccal surface）　后牙牙冠接近颊黏膜的一面。

3. 舌面（lingual surface）及腭面（palatal surface） 前牙和后牙的牙冠接近舌的一面。上颌牙的舌面因接近腭部，又称为腭面。

4. 邻面（proximal surface） 同一牙弓内相邻两牙相互接触的面。每个牙冠都包括两个邻面，即近中面和远中面。

5. 近中面（mesial surface） 牙冠的两个邻面中，接近中线的一面称为近中面。

6. 远中面（distal surface） 牙冠的两个邻面中，远离中线的一面称为远中面。

7. 殆面（occlusal surface）与切端（incisal end） 上下颌后牙相对而发生咀嚼作用的一面称为殆面；前牙无殆面，上下颌前牙咬合时发生对刃接触的部分称为切端。

三、牙冠各面标志

1. 牙尖（dental cusp） 为近似锥体的显著隆起，位于尖牙切端、后牙的咬合面上。不同牙的牙尖数目有区别，一般情况下尖牙有 1 个牙尖，前磨牙有 2 个牙尖，磨牙有 4~5 个牙尖。牙尖的命名依牙尖分布的位置而定，可分为颊尖、舌尖、近中尖、远中尖、远颊尖等（图 1-24，1-25）。

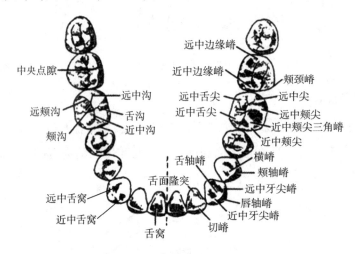

图 1-24　牙冠各面解剖标志

2. 结节（tubercle） 为牙冠某一部分牙釉质过分钙化所形成的小突起。例如，初萌出的切牙切端有 3 个未经磨耗的结节，称为切端结节，随着牙的磨耗而逐渐消失（图 1-26）。

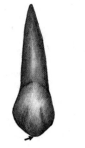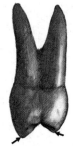

图 1-25　牙尖

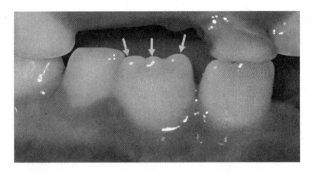

图 1 - 26　上颌中切牙切端结节

3. 舌隆突（cingulum）　前牙舌面近颈 1/3 处的半月形隆突起，称舌隆突，是前牙的重要解剖特征之一（图 1 - 27）。

4. 嵴（ridge）　牙冠表面细长形的釉质隆起，称为嵴。根据其位置、形状和方向，嵴可分为颈嵴、轴嵴、边缘嵴、牙尖嵴、三角嵴、横嵴、斜嵴、切嵴等（图 1 - 28）。

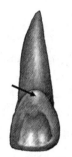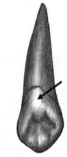

图 1 - 27　舌隆突

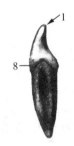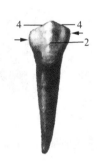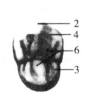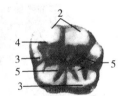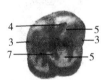

1.切嵴 2.轴嵴 3.边缘嵴
4.牙尖嵴 5.三角嵴 6.横嵴 7.斜嵴 8.颈嵴

图 1 - 28　嵴的分类

（1）颈嵴（cervical ridge）：位于前牙唇面和后牙颊面的颈 1/3 处细长釉质突起，呈弧形。前者为唇颈嵴，后者为颊颈嵴。

（2）轴嵴（axial ridge）：在牙体的轴面上，从牙尖顶端伸向颈部的纵形隆起。位于尖牙唇面者称为唇轴嵴，位于后牙颊面者称为颊轴嵴，位于舌面者称为舌轴嵴。

（3）边缘嵴（marginal ridge）：位于前牙的舌面近、远中边缘处和后牙的𬌗面与轴面相交处的细长形隆起，称边缘嵴（图 1 - 29）。

（4）切嵴（incisal ridge）：为切牙切端舌侧长条形的釉质隆起，具有切割功能（图 1 - 29）。

（5）牙尖嵴（cusp ridge）：从牙尖顶端分别斜向近、远中的嵴，称为牙尖嵴。尖牙的近、远中牙尖嵴相当于切牙的切嵴，后牙颊尖和舌尖的牙尖嵴可分别构成颊边缘嵴和舌边缘嵴（图1-30）。

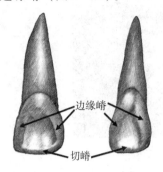
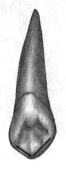

图1-29　边缘嵴和切嵴

图1-30　牙尖嵴

（6）三角嵴（triangular ridge）：从后牙牙尖顶端斜向𬌗面中央的嵴，称为三角嵴，每个三角嵴均由近中和远中两个斜面组成（图1-31）。

（7）斜嵴（oblique ridge）：𬌗面上斜行相对的两牙尖的三角嵴相连，称为斜嵴。斜嵴是上颌第一、第二磨牙的解剖特征（图1-31）。

（8）横嵴（transverse ridge）：相对牙尖的两条三角嵴相连，且横过𬌗面，称为横嵴。主要见于下颌第一前磨牙的𬌗面（图1-32）。

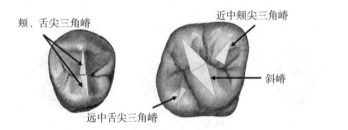
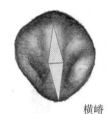

图1-31　三角嵴和上颌第一恒磨牙的斜嵴　　图1-32　三角嵴和下颌第一前磨牙的横嵴

5. 窝（fossa）　位于前牙的舌面、后牙的𬌗面的不规则凹陷。例如舌面窝、中央窝、𬌗面窝等（图1-33）。

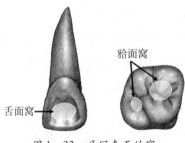

图1-33　牙冠表面的窝

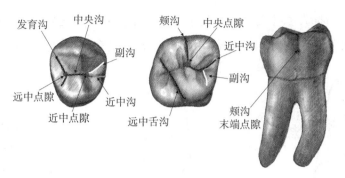

图 1 - 34　牙冠表面的沟、点隙

6. 沟（groove）　为牙冠表面的细长凹陷部分。位于牙冠的轴面及𬌗面，介于牙尖和嵴之间或窝的底部，似山间的溪流（图 1 - 34）。

（1）发育沟（developmental groove）：为牙生长发育时两个生长叶相融合所形成的明显而有规则的浅沟。

（2）副沟（supplemental groove）：除发育沟以外任何形态不规则的沟，都称为副沟（图 1 - 35）。

（3）裂（fissure）：钙化不全的沟称为裂，为龋齿的好发部位（图 1 - 36）。

7. 点隙（pit）　为 3 条或 3 条以上的沟相交或沟的末端所形成的点状凹陷。此处釉质未完全连接，是龋齿的好发部位（图 1 - 34）。

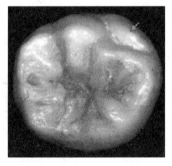

图 1 - 35　牙冠表面的副沟

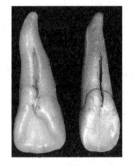

图 1 - 36　牙冠表面的裂

8. 斜面（inclined surface）　组成牙尖的各面，称为斜面。2 个斜面相交成嵴，4 个斜面相交则组成牙尖的顶，各斜面依其在牙尖的位置而命名。如上颌第一前磨牙颊尖的颊面有近中颊斜面、远中颊斜面，颊尖的舌面有近中舌斜面、远中舌斜面（图 1 - 37）。

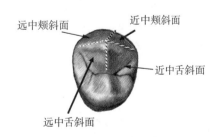

图 1 - 37　上颌第一前磨牙的牙尖斜面

9. 生长叶（lobe）　牙发育的钙化中心称为生长叶，其交界处为发育沟。多数牙是由 4 个生长叶发育而成的，部分牙是由 5 个生长叶发育而成的（图 1 - 38）。

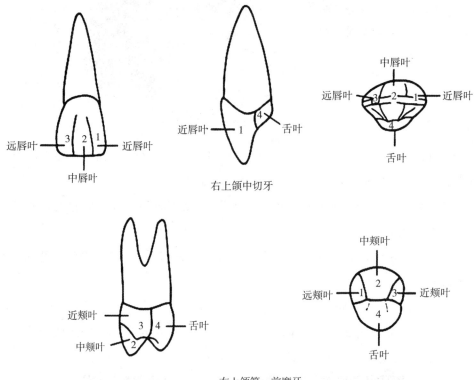

右上颌中切牙

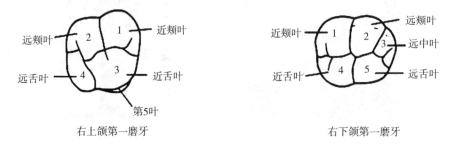

右上颌第一前磨牙

右上颌第一磨牙　　　　　　　右下颌第一磨牙

图 1 - 38　生长叶

◼◼ 项目小结 ◼◼

　　本项目旨在通过对牙的演化，牙的组成、分类和功能，牙位记录，以及牙体解剖应用名称与解剖标志的介绍，使初学者掌握牙的基本知识，为进一步学习牙体解剖形态打下基础，进而形成一种科学的学习方法和严谨的专业态度。

练习题

　　1. 简述牙的演化过程。

　　2. 简述牙的组成与分类。

　　3. 简述牙的牙体解剖应用名称与解剖标志。

　　4. 常用的牙位记录方法有哪些?

项目二 离体牙的观察与测量

【项目目标】

素质目标：

1. 具有严谨求实的治学态度、高度负责的敬业精神、团结协作的工作作风。

2. 具有以人际关系为中心的职业交往能力。

3. 具有科技强国责任感和创新是第一动力的意识。

知识目标：

1. 掌握牙体解剖的形态结构与表面标志。

2. 掌握观察与测量牙体的方法。

能力目标：

1. 能够正确认识和区分各类牙。

2. 能够在图片和牙模型上指出牙体解剖应用名称与解剖标志。

3. 能够正确使用游标卡尺。

任务一　牙体形态观察

一、目的要求

1. 运用牙体解剖知识，熟悉各类牙牙体表面解剖标志。

2. 通过观察离体牙，熟练掌握各类离体牙的解剖特点，能正确认识和区分各类离体牙。

二、实训内容

收集离体牙；认识与观察离体牙，以及牙模型。

三、实训器材

离体牙、模型牙、标准大小石膏牙模、牙列模型等（图2-1至2-4）。

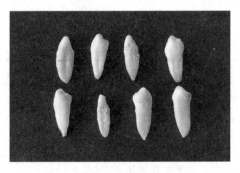

图2-1　离体牙

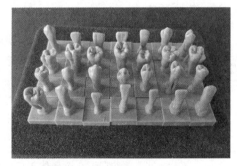

图2-2　树脂模型牙

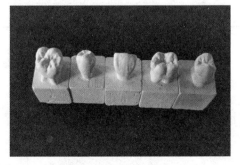

图2-3　标准大小石膏牙模

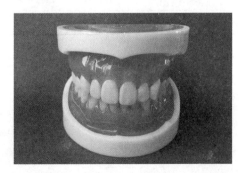

图2-4　牙列模型

四、方法和步骤

1. 收集离体牙　学生到各级口腔医疗机构收集离体牙。

2. 牙位区分　辨别离体牙和模型牙的牙位。将收集的离体牙和模型牙先进行分类，再判断上下、区别左右，排列好顺序，记录牙位。

3. 离体牙和模型牙标志的识别

在每类牙上观察表面标志，能准确指出各解剖特征。

（1）准确指出切牙类的切缘、唇面发育沟、舌面窝、近远中边缘嵴、舌隆突等解剖特征。

（2）准确指出尖牙类的牙尖、唇面发育沟、唇轴嵴、舌面窝、近远中边缘嵴、舌轴嵴、舌隆突等解剖特征。

（3）准确指出前磨牙类的颊尖、舌尖、颊尖三角嵴、舌尖三角嵴、近远中边缘嵴、中央沟、𬌗面窝、横嵴、颊轴嵴、舌轴嵴等解剖特征。

（4）准确指出磨牙类的近远中颊尖、近远中舌尖、颊尖三角嵴、舌尖三角嵴、近远中边缘嵴、中央沟、中央窝、颊舌沟、斜嵴、颊轴嵴、舌轴嵴等解剖特征。

五、注意事项

1. 由于存在磨耗等现象，离体牙的牙体形态可能会有所改变。

2. 离体牙的大小个体差异较大。

六、考核评定

牙体形态观察

序号	考核内容	评分标准	配分	得分
1	离体牙收集	收集一颗加 6 分	24	
2	牙位区分	任意选取 20 颗离体牙或者模型牙，让学生辨别牙位。答对一个加 2 分	40	
3	表面标志	任选 12 个牙体表面解剖标志，让学生在离体牙上指出。答对一个加 3 分	36	
合计			100	

任务二 游标卡尺的使用

一、目的要求

学会牙体测量的方法和游标卡尺的使用方法。

二、实训内容

游标卡尺的使用方法和正确读数。

三、实训器材

游标卡尺、直尺、铅笔、石膏块、牙模型。

四、方法和步骤

1. 游标卡尺的构造及各部分主要用途　游标卡尺主要由两部分组成，即主尺和游标尺。各部分的具体名称和主要用途是：①主尺：用于读取游标尺刻度线对应的整毫米数；②游标尺：用于读取对准主尺上某一条刻度线的游标尺上的刻度数；③内测量爪：用于测量内径；④外测量爪：用于测量外径；⑤深度尺：用于测量深度；⑥紧固螺母：用于固定游标尺（图2-5）。

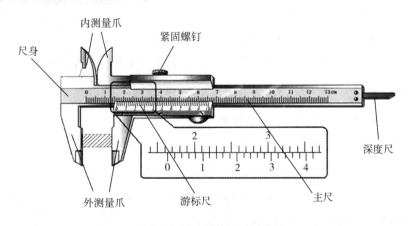

图2-5　游标卡尺的组成部分

2. 读数原理　常见游标卡尺按其精度有：0.1 mm、0.05 mm 和 0.02 mm。以精度为 0.02 mm 的游标卡尺为例，由于它的精度为 0.02 mm，当测量小于 1 mm 的长度时，游标尺上第几条刻度线与主尺上的某刻度线对齐，那么主尺上零刻度线与游标尺上的零刻度间距就为几乘以 0.02 mm，被测长度就为几乘以 0.02 mm；当测量大于 1 mm 的长度时，首先读出游标尺上的零刻度线对应主尺上的整毫米刻度数，然后再按上述方法读出游标尺上与主尺对齐的刻度数，此数乘以 0.02 后，将两数相加，即得被测长度。如图 2 - 6 所示，先以游标卡尺的 0 位对应卡尺身上的整数位刻度读取读数，游标 0 在 5 的后面，则读数为 5 mm。然后再读游标卡位与卡身指数完全重合位置的游标小数位刻度读数。取游标右侧标红处刻度线与主尺刻度线对齐，则读数结果为：23 × 0.02 mm = 0.46 mm，将两数相加得到被测长度为 5.46 mm。

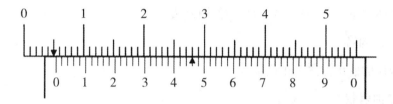

图 2 - 6　游标卡尺读数

3. 游标卡尺的用法（图 2 - 7）

（1）用手握住主尺，四个手指抓紧，大拇指按在游标尺的右下侧半圆轮上，并用大拇指轻轻移动游标使活动量爪能卡紧被测物体。

（2）读取刻度：正确的用法是把副尺固定螺丝拧紧后再读取数值。但是如果要不断地读取数值的话，可不使用固定螺丝。

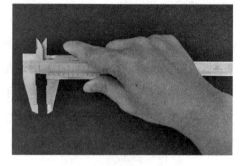

图 2 - 7　游标卡尺的用法

（3）卡尺使用完毕，要擦干净后，将两尺零线对齐，检查零点误差有无变化，再小心放入卡尺专用盒内，存放在干燥的地方。

五、注意事项

1. 测量前要首先看清游标卡尺的精度。

2. 用量爪卡紧被测物体时，用力不能太大，否则会使测量不准确，并且容易损坏卡尺。

3. 卡尺测量不宜在测量物上随意滑动，防止量爪面磨损。

4. 测量物上被测距离的连线必须平行于主尺。

5. 注意小数部分一定是选和整数的小刻度线最整齐的一个。

六、考核评定

游标卡尺的使用

序号	考核内容	评分标准	配分	得分
1	游标卡尺的认识	指出游标卡尺各组成部分的名称，每个部位5分	30	
2	游标卡尺的使用	正确使用游标卡尺测量石膏块的厚度	35	
3	游标卡尺的读数	正确读出游标卡尺的测量数据	35	
合计			100	

任务三　牙体测量

一、目的要求

1. 牙体测量是研究牙体解剖形态的方法之一，通过测量可以掌握牙体各部位间的比例关系。

2. 通过测量，掌握牙体的测量方法，进一步掌握游标卡尺的使用方法。

二、实训内容

测量离体牙。

三、实训器材

离体牙、游标卡尺、直尺、铅笔、纸张。

四、方法和步骤

1. 分组　4~5位同学为一组，分组进行。每组需准备游标卡尺、离体牙。熟悉游标卡尺的使用，练习测量数值的读取：右手持游标卡尺，左手持离体牙，然后移动游标卡尺上滑动的部分，依测量之距，读写出测量资料。

2. 测量离体牙　具体测量的项目包括：

（1）牙体全长测量：从切端或牙尖顶至牙根尖的距离（图2-8）。

（2）牙冠长测量：从切端或最高的牙尖顶至颈缘根方最低点之间的距离（图2-9）。

（3）牙根长测量：从颈缘的根方最低点至根尖的距离（图2-10）。

（4）牙冠宽测量：牙冠近、远中面最突点（接触点）之间的距离（图2-11）。

（5）牙颈宽测量：唇面颈缘处与近、远中缘相交点之间的距离（图2-12）。

（6）牙冠厚测量：牙冠唇面与舌面最突点之间的距离（图2-13）。

（7）牙颈厚测量：牙颈唇面与舌面颈缘上最低点的距离（图2-14）。

（8）近、远中面颈曲度测量：近中面或远中面颈缘在唇侧和舌侧缘交点的连线与颈缘最凸点之间的垂直距离（图2-15，2-16）。

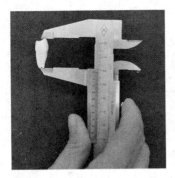

图2-8　牙体全长测量

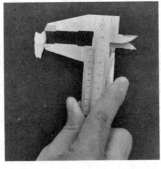

图2-9　牙冠长测量

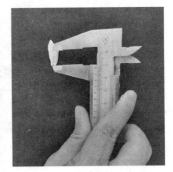

图2-10　牙根长测量

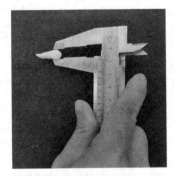

图2-11　牙冠宽测量

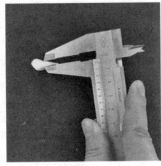

图2-12　牙颈宽测量

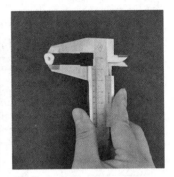

图2-13　牙冠厚测量

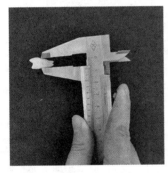

图2-14　牙颈厚测量

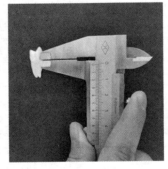

图2-15　近中面颈曲度测量

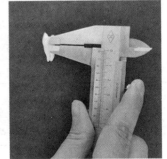

图2-16　远中面颈曲度测量

3. 测量顺序　按类型从上、下、左、右不同牙位分别测量，做好记录；记录测量结果，并将测量结果填入表2-1中。

表2-1　测量结果记录表（单位：mm）

牙位名称	牙长	冠长	根长	冠宽	颈宽	冠厚	颈厚	近中颈曲度	远中颈曲度

五、注意事项

1. 游标卡尺的外测定面应和牙体各面的外形最高点接触。

2. 由于存在磨耗等现象，离体牙的牙体形态可能会有所改变。

六、参考数据

通过查阅文献，获得以下恒牙牙体测量数据。

表 2-2　恒牙牙体测量统计表（平均值，单位 mm）

牙位		全长	冠长	根长	冠宽	颈宽	冠厚	颈厚
上颌	中切牙	22.8	11.5	11.3	8.6	6.3	7.1	6.2
	侧切牙	21.5	10.1	11.5	7.0	5.0	6.4	5.9
	尖牙	25.2	11.0	14.2	7.9	5.7	8.2	7.7
	第一前磨牙	20.5	8.5	12.1	7.2	4.9	9.5	8.4
	第二前磨牙	20.5	7.8	12.7	6.7	4.6	9.3	8.3
	第一磨牙	19.7	7.3	12.4	10.1	7.6	11.3	10.5
	第二磨牙	19.3	7.4	11.9	9.6	7.6	11.4	10.7
	第三磨牙	17.9	7.3	10.6	9.1	7.3	11.2	10.3
下颌	中切牙	19.9	9.0	10.7	5.4	3.6	5.7	5.3
	侧切牙	21.0	9.5	11.5	6.1	4.0	6.2	5.9
	尖牙	24.6	11.1	13.5	7.0	5.4	7.9	7.5
	第一前磨牙	20.9	8.7	12.3	7.1	4.9	7.9	6.9
	第二前磨牙	20.5	7.9	12.6	7.1	4.9	8.3	7.0
	第一磨牙	20.5	7.6	12.9	11.2	8.9	10.5	8.6
	第二磨牙	19.1	7.6	12.3	10.7	8.5	10.4	8.7
	第三磨牙	18.0	7.1	12.9	11.1	9.2	10.4	8.9

（引自第四军医大学王惠芸资料）

表 2-3　恒牙牙体测量统计表（平均值，单位 mm）

牙位		冠长	根长	冠宽	颈宽	冠厚	颈厚	近中面颈曲度	远中面颈曲度
上颌	中切牙	10.5	13.0	8.5	7.0	7.0	6.0	3.5	2.5
	侧切牙	9.0	13.0	6.5	5.0	6.0	5.0	3.0	2.0
	尖牙	10.0	17.0	7.5	5.5	8.0	7.0	2.5	1.0
	第一前磨牙	8.5	14.0	7.0	5.0	9.0	8.0	1.0	0.0
	第二前磨牙	8.5	14.0	7.0	5.0	9.0	8.0	1.0	0.0
	第一磨牙	7.5	颊 12.0 舌 13.0	10.0	8.0	11.0	10.0	1.0	0.0
	第二磨牙	7.0	颊 11.0 舌 12.0	9.0	7.0	11.0	10.0	1.0	0.0
	第三磨牙	6.5	11.0	8.5	6.5	11.0	9.5	1.0	0.0

（续表）

	牙位	冠长	根长	冠宽	颈宽	冠厚	颈厚	近中面颈曲度	远中面颈曲度
下颌	中切牙	9.0	12.5	5.0	3.5	6.0	5.3	3.0	2.0
	侧切牙	9.5	14.0	5.5	4.0	6.5	5.8	3.0	2.0
	尖牙	11.0	16.4	7.0	5.5	7.5	7.0	2.5	1.0
	第一前磨牙	8.5	14.0	7.0	5.0	7.5	6.5	1.0	0.0
	第二前磨牙	8.0	14.5	7.0	5.0	8.0	7.0	1.0	0.0
	第一磨牙	7.5	14.0	11.0	9.0	10.5	9.0	1.0	0.0
	第二磨牙	7.0	13.0	10.5	8.0	10.0	9.0	1.0	0.0
	第三磨牙	7.0	11.0	10.0	7.5	9.5	9.0	1.0	0.0

（引自 Richard W. Brand，Donald E. Isselhard. Anatomy of orofacial structures［M］. 2nd ed. St. Louis：the C. V. Mosby company，1982. ）

表 2-4　恒牙牙体测量平均值统计表（单位 mm）

	牙位	全长	冠长	颈厚	颈宽	根中点厚	根中点宽
上颌	中切牙	23.5	10.9	6.5	6.2	5.8	5.0
	侧切牙	21.4	9.4	6.0	4.7	5.4	3.8
	尖牙	26.2	10.5	8.1	6.0	7.0	4.6
	第一前磨牙	21.0	7.9	8.7	5.0	7.8	3.7
	第二前磨牙	21.4	7.5	8.7	4.9	7.4	3.5
	第一磨牙	19.9	7.2	10.6	7.8	11.4	7.6
	第二磨牙	19.8	7.5	10.6	8.1	10.2	7.1
	第三磨牙	17.8	6.5	10.2	7.5	8.9	6.5
下颌	中切牙	19.9	8.8	5.6	3.5	5.4	2.9
	侧切牙	21.3	9.2	6.1	3.8	5.9	3.1
	尖牙	24.6	10.8	7.7	5.4	7.3	4.3
	第一前磨牙	21.4	8.1	7.3	5.0	6.4	3.8
	第二前磨牙	21.2	7.7	7.5	5.2	6.1	3.8
	第一磨牙	19.5	7.2	8.9	9.2	7.5	9.2
	第二磨牙	19.4	7.3	8.8	9.4	7.1	8.2
	第三磨牙	17.2	6.8	9.3	9.3	7.1	8.0

（引自朱天岭，朱明仁，周耀皓，等. 20 例各类恒牙的形态学测量［J］. 第一军医大学学报，1996（02）：112-113. ）

表 2 - 5 恒牙牙颈线高度值（单位：mm）

上颌牙位	近中		远中		下颌牙位	近中		远中	
	范围	平均值	范围	平均值		范围	平均值	范围	平均值
1	2.1~4.9	3.0	1.5~3.9	2.6	1	1.1~3.0	2.2	1.1~2.5	1.9
2	1.1~3.8	2.2	0.5~3.3	2.1	2	0.8~4.0	2.5	0.7~4.3	1.8
3	0.8~4.2	2.4	0.5~2.8	1.6	3	1.3~4.2	2.6	0.9~3.2	1.8
4	0.2~1.8	0.8	0.0~1.7	0.6	4	0.0~2.0	1.1	0.0~1.4	0.7
5	0.0~1.7	0.9	0.0~1.3	0.6	5	0.0~1.7	1.0	0.0~1.6	0.6
6	0.0~1.4	0.5	0.0~0.9	0.3	6	0.0~2.5	1.2	-0.6~1.2	0.3
7	0.0~1.1	0.4	0.0~0.7	0.1	7	-0.2~2.2	0.6	-0.1~1.4	0.2

（引自吴仲寅，白石柱，吴舜，等. 恒牙牙颈曲度的测量研究[J]. 牙体牙髓牙周病学杂志，1998（02）：100 - 101.）

七、考核评定

牙体测量

序号	考核内容	评分标准	配分	得分
1	游标卡尺的使用	正确使用游标卡尺	20	
2	牙体全长测量	正确测量并记录牙体全长	10	
3	牙冠长测量	正确测量并记录牙冠长	10	
4	牙根长测量	正确测量并记录牙根长	10	
5	牙冠宽测量	正确测量并记录牙冠宽	10	
6	牙颈宽测量	正确测量并记录牙颈宽	10	
7	牙冠厚测量	正确测量并记录牙冠厚	10	
8	牙颈厚测量	正确测量并记录牙颈厚	10	
9	近、远中面颈曲度测量	正确测量并记录近、远中面颈曲度	10	
合计			100	

▓ ▪ ▪ 项目小结 ▪ ▪ ▓

本项目旨在通过对离体牙的观察与测量，掌握牙体测量方法，从而更加形象与量化地掌握牙体解剖形态与解剖标志，指导牙体的塑形。

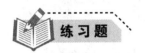 **练习题**

上颌第一磨牙为三根时，测量根长和牙长应以哪个根为依据？为什么？

项目三　切牙类的解剖形态

【项目目标】

素质目标：

1. 具有严谨求实的治学态度、高度负责的敬业精神、精益求精的工作作风。

2. 具有一定的审美能力，会用美学的思维看待问题。

3. 具有局部与整体相统一、人体整体性的观点。

4. 具有安全意识、节约意识和团队协作精神。

知识目标：

1. 掌握切牙类的牙体解剖形态结构与表面标志。

2. 掌握上颌中切牙牙体描绘的方法和步骤。

3. 掌握上颌中切牙牙体雕刻的方法和步骤。

能力目标：

1. 能够正确区分上下左右8颗切牙。

2. 能够准确画出上颌中切牙5个面的牙体形态平面图。

3. 能够熟练应用雕刻工具雕刻出上颌中切牙的石膏模型。

4. 能够熟练应用雕刻工具雕刻出上颌中切牙的蜡牙冠。

任务一　认识切牙类的解剖形态

恒牙（permanent teeth）共有 28~32 个，上、下、左、右各 8 个，左右成对。位置对称的同颌牙的解剖形态相同，因此恒牙共有 16 种不同形态。因功能相同的牙其形态也基本相似，所以可将恒牙按功能和形态分为切牙类、尖牙类、前磨牙类和磨牙类 4 种类型。

切牙类共有上、下、左、右 8 个牙，位于口腔前部呈弧形排列。中线两侧的为中切牙，位于中切牙远中侧的为侧切牙。

切牙类的共同特点：①整体观：牙冠由 4 个轴面（唇面、舌面、近中面及远中面）和 1 个切端组成。牙根为单根，较直，根尖段略偏向远中。②牙冠唇面：略呈梯形，颈部窄而切端宽。在唇面切 1/3 处有 2 条纵形发育沟。颈 1/3 处有唇颈嵴为唇面外形高点。③牙冠舌面：似唇面而略小于唇面，由"一窝三嵴一突"构成。中央凹陷成舌窝，四周有近中边缘嵴、远中边缘嵴、切嵴和颈 1/3 处的舌面隆突，外形高点在舌面隆突处。④牙冠邻面：呈楔形，颈部厚而切端薄。近、远中接触区均位于切 1/3 处。⑤主要功能：切割食物。

一、上颌中切牙（maxillary central incisor）

上颌中切牙位于上牙弓中线两侧，左右各一，是切牙类中近远中径最宽、体积最大、位置最靠前的牙。

（一）牙冠（dental crown）

1. 唇面（labial surface）（图 3-1）　①总体观：呈梯形，切颈径大于近远中径（冠长＞冠宽），切缘大于颈缘。②四个缘：近中缘较长而直，远中缘较短而突，颈缘呈弧形，切缘平直。初萌切牙切缘上可见三个切缘结

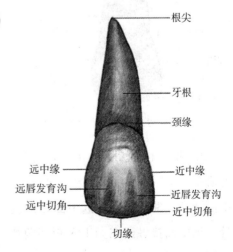

图 3-1　右上颌中切牙的唇面观

（图中标注：根尖、牙根、颈缘、远中缘、远唇发育沟、远中切角、近中缘、近唇发育沟、近中切角、切缘）

节（图3-2）。③外形高点：切1/3和中1/3较光滑平坦；颈1/3较突出，有唇颈嵴，为唇面的外形高点。④两个切角：切缘与近中缘相交而成的近中切角近似直角，与远中缘相交而成的远中切角略微圆钝，借此可以区分左右。⑤两条发育沟：在切1/3处，可见2条纵形发育沟，一般不超过中1/3。⑥形态与面型相似：牙冠唇面形态可分为卵圆形、方圆形及尖圆形3种，常与人的面型及牙弓形态相协调（图3-3）。

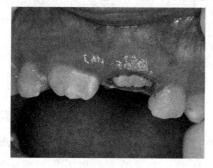

图3-2　切缘结节

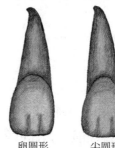
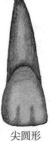
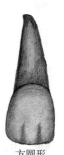

卵圆形　　　尖圆形　　　方圆形

图3-3　上颌中切牙形态与面型相协调

2. 舌面（lingual surface）（图3-4）　①总体观：似唇面，但略小于唇面。由"一窝三嵴一突"构成。②"一窝"：中央凹陷称舌窝，舌窝较宽而深，由四周突起的"三嵴"和"一突"共同围成。③"三嵴"：位于近中缘的近中边缘嵴、远中缘的远中边缘嵴、切缘的切嵴。其中近中边缘嵴较细长而直，远中边缘嵴较短而圆突，切嵴较直。④"一突"：颈1/3处的半月形隆起称舌面隆突，为舌面的外形高点。

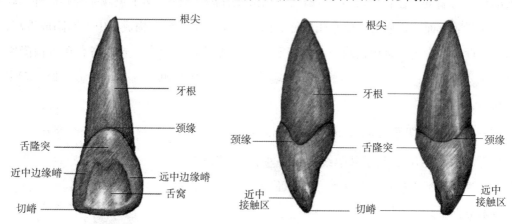

图3-4　右上颌中切牙的舌面观　　　　图3-5　右上颌中切牙的邻面观

3. 邻面（proximal surface）（图3-5）　①总体观：呈三角形，顶为切端，三角形的底呈"V"形，称颈曲线。近中面大而平坦，远中面较小而圆突。②颈缘线：近中面牙颈线曲度较大，远中面牙颈线曲度较小。③接触区：近中面接触区在近切角处，远中面接触区在切1/3距切角稍远处。④切嵴的位置：切嵴位于牙体长轴的偏唇侧。

4. 切端（incisal end）（图 3 - 6） 切端唇侧较平，形成切缘，舌侧隆起成嵴，称切嵴，与下颌中切牙切端接触，能发挥切割功能。侧面观，牙冠较直，切嵴位于牙体长轴的偏唇侧。

图 3 - 6 右上颌中切牙的切端观

（二）牙根（dental root）

为单根，较粗壮而直，唇侧宽于舌侧，牙根向根尖逐渐缩小变细，根长稍大于冠长，根尖较直或略偏远中，牙根颈 1/3 处横切面为圆三角形。

二、上颌侧切牙（maxillary lateral incisor）

上颌侧切牙位于上颌中切牙远中，左右各一，形态基本与中切牙相似，但体积较小，牙冠较短而窄，远中切角更圆钝，是切牙类中唇面最突、舌面窝最深、远中切角最圆钝者（图 3 - 7）。

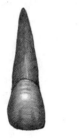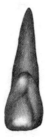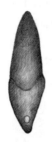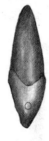

图 3 - 7 右上颌侧切牙的各面观

上颌侧切牙的变异较多，比较常见的有形态变异为锥形牙或上颌侧切牙先天缺失（图 3 - 8，图 3 - 9）。

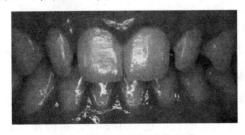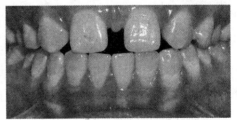

图 3 - 8 上颌侧切牙锥形牙　　　　图 3 - 9 上颌侧切牙先天缺失

（一）牙冠（dental crown）

1. 唇面（labial surface） 呈梯形，较上颌中切牙窄小而圆突，近中缘稍长，远中缘较短，并与切缘弧线相连，因而切缘明显斜向远中。近中切角似锐角，远中切角呈圆弧形。发育沟及唇颈嵴不如上颌中切牙明显。

2. 舌面（lingual surface） 小于唇面。近、远中边缘嵴及舌隆突均较上颌中切牙显著，舌面窝较深而窄，有时有沟越过舌面隆突的远中，延续到根颈部成为裂沟，是齲病的好发部位。

3. 邻面（proximal surface）　为狭长三角形，切嵴厚，近、远中接触区均在切 1/3 处，远中接触区距切角稍远。

4. 切端（incisal end）　切端观，切嵴向远中舌侧的倾斜较中切牙大，与前牙牙弓弧度一致。侧面观，切嵴位于牙长轴的唇侧。

（二）牙根（dental root）

为单根，较上颌中切牙细而稍长，根长大于冠长，根尖多偏向远中，牙根颈 1/3 处横切面为卵圆形。

三、下颌中切牙（mandibular central incisor）

下颌中切牙位于中线两侧，左右各一；为切牙类乃至全口牙中体积最小，下牙弓中位置最靠前的牙，牙冠宽度约为上颌中切牙的 2/3（图 3-10）。"三个约相等"：近中缘与远中缘较对称约相等；近、远中切角大约相等；近中面与远中面极为对称约相等，离体后难以区分左右为其主要解剖特征。

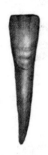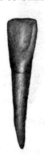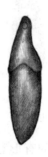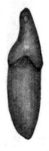

图 3-10　右下颌中切牙的各面观

（一）牙冠（dental crown）

1. 唇面（labial surface）　呈梯形，狭长，切颈径明显大于近远中径（冠长＞冠宽）。近中缘与远中缘较对称约相等，近、远中切角大约相等，离体后难以区分左右。切缘平直，约比颈缘长 1/3，唇面光滑平坦，发育沟不明显，外形高点位于近颈缘的唇颈嵴。

2. 舌面（lingual surface）　小于唇面。无明显的近、远中边缘嵴，舌面窝浅，舌面隆突窄而突，舌窝与舌面隆突成斜坡相连。外形高点位于舌面隆突处近颈缘。

3. 邻面（proximal surface）　近、远中面均为狭长三角形，与上颌切牙相比，唇缘较突，舌缘更凹，牙颈线曲度也较小，接触区紧靠近、远中切角。

4. 切端（incisal end）　平直，近、远中切角对称，切缘约比颈缘长 1/3，与牙长轴垂直。从侧面观，切嵴较薄，位于牙长轴上或稍偏舌侧。

（二）牙根（dental root）

为单根，扁圆形，唇侧宽，舌侧窄。近、远中根面可见一纵形凹陷，远中根面凹陷较近中根面略深，可作为鉴别左右的参考。根中 1/3 处横切面呈葫芦形，根尖段略偏远中。

四、下颌侧切牙（mandibular lateral incisor）

下颌侧切牙位于下颌中切牙的远中，左右各一，形态与下颌中切牙相似，但其牙冠稍宽，两侧切角不对称（图 3 – 11）。

（一）牙冠（dental crown）

1. 唇面（labial surface）　较下颌中切牙稍大，近中缘长直，远中缘较短而圆突，近中切角锐而远中切角较钝，借以区分左右。

2. 舌面（lingual surface）　与下颌中切牙相似，舌面窝浅，舌面隆突窄而突。

3. 邻面（proximal surface）　呈狭长三角形，近中接触区靠近切角，远中接触区距切角稍远。

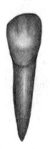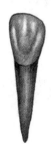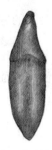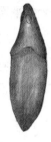

图 3 – 11　右下颌侧切牙的各面观

4. 切端（incisal end）　由近中向远中偏斜，并向舌侧扭转，与下颌尖牙近中斜缘相连续。侧面观，切端亦位于牙体长轴上或稍偏舌侧。

（二）牙根（dental root）

为扁圆形单根，较下颌中切牙稍长，近、远中根面凹陷明显，根颈 1/3 处横剖面呈扁圆形，根尖偏向远中更明显。

五、上颌切牙与下颌切牙的区别

1. 整体观：上颌切牙体积较大，下颌切牙体积较小。

2. 牙冠唇面观：上颌切牙的牙冠宽大，唇面发育沟明显；下颌切牙的牙冠窄小，唇面光滑，发育沟不明显。

3. 牙冠舌面观：上颌切牙舌面边缘嵴明显，舌窝较深；下颌切牙舌面边缘嵴不明显，舌窝浅窄。

4. 牙冠邻面观：上颌切牙的切嵴在牙体长轴的唇侧，下颌切牙的切嵴在牙体长轴上或稍偏舌侧。

5. 牙根：上颌切牙牙根粗壮而直，较圆；下颌切牙牙根窄而扁，近、远中根面有纵形凹陷。

任务二　平面形态——右上颌中切牙牙体描绘（放大 2 倍）

一、目的要求

1. 通过绘图进一步掌握上颌中切牙的解剖形态特点。

2. 学会右上颌中切牙牙体平面形态绘制的方法。

二、实训内容

描绘右上颌中切牙的 4 个轴面（唇面、舌面、近中面、远中面）和 1 个切端的牙体形态。

三、实训器材

透明三角尺、直尺、黑色 2B 铅笔、红蓝铅笔、坐标纸、右上颌中切牙模型、图谱。

四、方法和步骤

1. 将上颌中切牙各部位尺寸放大 2 倍（表 3 - 1）。

表 3 - 1　上颌中切牙各部位尺寸参考值（单位：mm）

上颌中切牙	冠长	根长	冠宽	颈宽	冠厚	颈厚	近中颈曲度	远中颈曲度
平均值	10.5	13.0	8.5	7.0	7.0	6.0	3.5	2.5
放大 2 倍值	21.0	26.0	17.0	14.0	14.0	12.0	7.0	5.0

2. 描绘唇面形态（图 3 - 12）：

（1）确定范围

①冠根分界线和牙体中线：用铅笔在坐标纸上先画出冠根分界线 b，然后画出与其相垂直的中线 d。

②确定冠长、根长、冠宽和颈宽：根据冠长（21.0 mm）、根长（26.0 mm）用铅笔画出 a、c 两条与 b 平行的线，根据冠宽（17.0 mm）、颈宽（14.0 mm）分别作出冠宽线和颈宽线。（数据来源于表 3 - 1）

（2）定点（6个点）

①确定近、远中接触点：画出牙冠唇面切颈方向三等分线，在冠长的切1/3近切端1/6处找出近中接触区，用"×"标出；在冠长的切1/3近切端2/9处找出远中接触区，用"×"标出。

②确定近、远中颈曲线的最凹点：根据近中颈曲度（7.0 mm）、远中颈曲度（5.0 mm）和颈宽（14.0 mm），确定近、远中颈曲线的最凹点，用"×"标出。

③确定颈线最凸点：在冠根分界线的中点处确定颈线最凸点，用"×"标出。

④确定根尖点：在c线上中线略偏远中确定根尖点，用"×"标出。

（3）连线：绘出唇面的冠根外形。根据上颌中切牙唇面冠根外形特点，近中缘较直，远中缘较突，近中切角近似直角，远中切角较圆钝，牙根较粗直，根尖略偏向远中，绘出唇面的冠根外形轮廓。

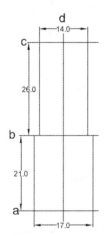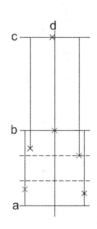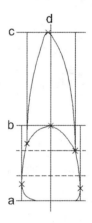

图3-12 描绘唇面形态

3. 描绘舌面形态（图3-13）：

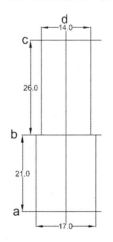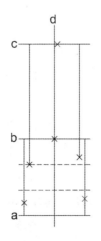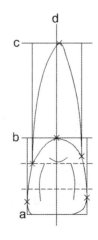

图3-13 描绘舌面形态

①用与描绘唇面形态相同的方法描绘出舌面外形轮廓。

②描绘舌窝外形的轮廓：在舌窝的中央（切嵴与舌面隆突之间）绘出一个"U"字形的舌窝形态，其宽度占牙冠近远中径的1/2。

③描绘边缘嵴：近、远中边缘嵴分别位于舌窝的近、远中，其宽度各占牙冠近远中径的1/4。

4. 描绘近中面形态（3-14）：

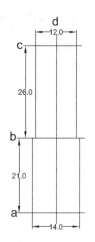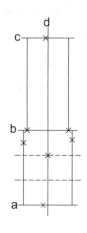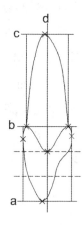

图 3-14　描绘近中面形态

（1）确定范围

①冠根分界线和牙体中线：用铅笔在坐标纸上先画出冠根分界线 b，然后画出与其相垂直的中线 d。

②确定冠长、根长、冠厚和颈厚：根据冠长（21.0 mm）、根长（26.0 mm）用铅笔画出 a、c 两条与 b 平行的线，根据冠厚（14.0 mm）、颈厚（12.0 mm）分别作出冠厚线和颈厚线。（数据来源于表3-1）

（2）定点（7个点）

①确定唇、舌面外形高点：画出牙冠近中面切颈方向三等分线，在冠长的近颈 1/6 处找出唇面外形高点，用"×"标出；在冠长的近颈 1/8 处找出舌面外形高点，用"×"标出。

②确定唇、舌面颈缘点：在 b 线上找到颈宽点，分别用"×"标出。

③确定切端点：在 a 线上冠厚的近唇 2/5 处找出切端点（切端点位于牙体长轴的唇侧），用"×"标出，切端厚度为 1.5～2.0 mm。

④确定颈线最凹点：根据近中颈曲度（7.0 mm），找出近中颈曲线与中线的交点，用"×"标出。

⑤确定根尖点：在 c 线上中线略偏唇侧确定根尖点，用"×"标出。

（3）连线：绘出近中面的冠根外形。根据上颌中切牙近中面冠根外形特点，唇面较平，有颈嵴，舌面有舌窝、舌面隆突，绘出近中面的冠根外形轮廓。

5. 描绘远中面形态：远中面形态的描绘方法与近中面大致相同，不同之处只是远中颈曲度为 5.0 mm（图 3-15）。

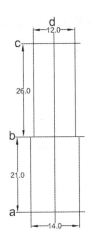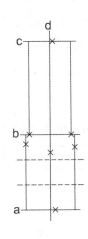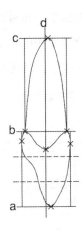

图 3-15 描绘远中面形态

6. 描绘切端形态（图 3-16）：

（1）确定范围

①作出互相垂直的两条虚线：用铅笔在坐标纸上先画出近远中向的中线 b，然后画出与其相垂直的唇舌向中线 d。

②确定冠宽、冠厚：根据冠宽（17.0 mm）、冠厚（14.0 mm）画出长方形，确定冠宽、冠厚。（数据来源于表 3-1）

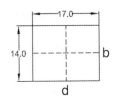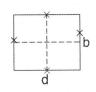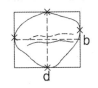

图 3-16 描绘切端形态

（2）定点（4 个点）

①确定近、远中面外形高点：在冠厚的近唇 1/3 处找出近中接触区，用"×"标出；在冠厚的 1/2 略偏唇侧找出远中接触区，用"×"标出。

②确定唇、舌面外形高点：在冠宽 1/2 处分别找出唇、舌面外形高点，用"×"标出。

（3）连线：绘出切端形态。根据上颌中切牙切端外形特点（唇侧较平，切端在牙体长轴的唇侧，切端向远中舌侧稍倾），描绘出切端、舌面隆突、舌窝及边缘嵴外形轮廓。切端厚度为 1.5~2.0 mm。

7. 完成描绘 各面形态初步完成后，对照模型、图谱检查各部分的尺寸。

五、注意事项

1. 必须熟悉上颌中切牙的解剖形态，严格按照比例进行描绘。

2. 近远中面接触区、唇舌面外形高点、近远中颈曲度、切端等定点要准确。

3. 绘图使用的铅笔笔尖应尽量细，避免因绘图线太粗造成误差。

4. 连线要连续流畅，符合牙体外形轮廓特点。

六、考核评定

右上颌中切牙牙体描绘（放大 2 倍）

序号	考核内容	评分标准	配分	得分
1	描绘唇面形态	数据测量无误、定点准确、连线流畅，线条均匀清晰，唇面形态把握准确	20	
2	描绘舌面形态	数据测量无误、定点准确、连线流畅，线条均匀清晰，舌面形态把握准确	20	
3	描绘近中面形态	数据测量无误、定点准确、连线流畅，线条均匀清晰，近中面形态把握准确	20	
4	描绘远中面形态	数据测量无误、定点准确、连线流畅，线条均匀清晰，远中面形态把握准确	20	
5	描绘切端形态	数据测量无误、定点准确、连线流畅，线条均匀清晰，切端形态把握准确	20	
合计			100	

任务三　立体形态——三倍大右上颌中切牙石膏牙雕刻

一、目的要求

1. 通过对放大三倍右上颌中切牙石膏牙的雕刻，牢固掌握其解剖形态及生理特点。

2. 掌握牙冠各面外形高点、邻接点的确定和描绘方法。

3. 掌握牙冠切缘的确定和描绘方法。

4. 掌握牙冠各面轮廓线的描绘方法。

5. 熟悉石膏牙的雕刻方法、步骤、操作技术。

6. 熟悉石膏牙雕刻工具的使用方法和注意事项。

二、实训内容

1. 雕刻形成三倍大右上颌中切牙石膏牙二面体。

2. 雕刻形成三倍大右上颌中切牙石膏牙四面体。

3. 雕刻形成三倍大右上颌中切牙石膏牙多面体。

4. 雕刻形成三倍大右上颌中切牙石膏牙外形轮廓。

5. 精修完成三倍大右上颌中切牙石膏牙的雕刻。

三、实训器材

三倍大石膏棒、三倍大右上颌中切牙牙体线图（图3-17）、三倍大右上颌中切牙牙体浮雕图（图3-18）、三倍大右上颌中切牙牙体多面体图（图3-19），直尺、铅笔、红蓝铅笔、橡皮，石膏切刀、雕刻刀、储水盆、小毛巾、垫板、牙刷等。

（一）认识雕刻器材

1. 石膏切刀（图3-20）　主要用来切除大块石膏，使其初步形成牙体外形。

2. 雕刻刀（图3-21）　主要用来雕刻牙体的窝、沟、嵴，以及修整牙体各部位的表面，使其光滑圆润，完成最后的细致雕刻。

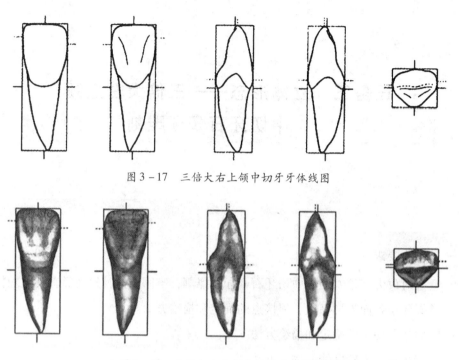

图 3 - 17　三倍大右上颌中切牙牙体线图

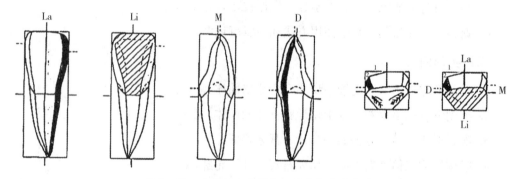

图 3 - 18　三倍大右上颌中切牙牙体浮雕图

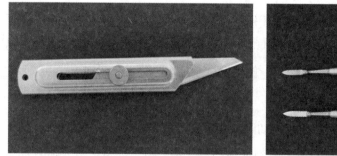

图 3 - 19　三倍大右上颌中切牙牙体多面体图

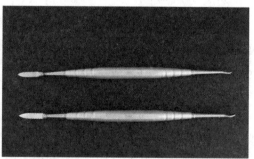

图 3 - 20　石膏切刀　　　　　　　　图 3 - 21　雕刻刀

46

（二）雕刻器具的握持方法

1. 直握式　是最常用的一种方法。主要用拇指、示指和中指握刀，无名指或小指起支持作用。此法用于细雕。（图3-22）

2. 横握式　右手第二、三、四、五指握住刀柄，用刀时刀口向着外侧，刃部对着雕刻物。左手握雕刻物，左手示指顶住雕刻物作为支点，然后左手拇指按压在右手拇指上，上推石膏切刀沿斜面切割。此法多用于粗雕。（图3-23）

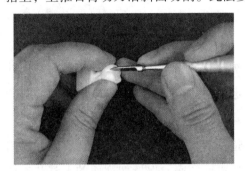 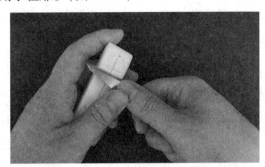

图3-22　直握式　　　　　　　　　　图3-23　横握式

3. 按切法　右手握着刀柄，右手中指作为支点，同时左手示指或中指按压刀背切割雕刻物。此法用于大面积的切削。（图3-24）

四、方法和步骤

（一）形成二面体

1. 描绘近、远中面形态　确定石膏

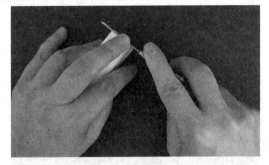

图3-24　按切法

棒的近、远中面和唇舌面。分别在线图和浮雕图的各个轴面上，描绘中轴、冠根分界线、外形高点、邻接点、切端、根尖。把上述标志点精确地转移到石膏棒上，并在石膏棒上描绘近、远中面的初步形态。（图3-25）

（1）冠根分界线：在石膏棒上做准确分割。在石膏棒的近、远中面上画上冠根分界线有利于以后正确地确定牙颈线的位置，确保雕刻的石膏牙根冠协调。

（2）中轴：主要是在牙体四面画线时作为参照。

（3）外形高点位置线：此线垂直于中线，在切削两面体和四面体时，该线上下1 mm区域可以保留。

（4）牙体轮廓标志线：在石膏棒上准确地描绘出牙体外形轮廓线。

（5）外形高点、邻接点：牙冠各个面上最突出的部分，在雕刻前就要清楚地标示出来，并保留到牙体雕刻完成。

2. 切割唇舌面，形成二面体　在准确地画完线后，把石膏棒放入水中浸泡2~3分钟。用石膏切刀切削石膏块的唇舌面，形成近、远中面的初步轮廓。最后，在切割面上根据近、远中面冠根分界的位置恢复唇舌面的冠根分界线，根据在外形高点上残留的中线恢复唇舌面上的中线。在切削时要注意，切削好的两面体要能跟线图重合，同时切削的邻面要光滑平整，且为一个平面。（图3-26）

（1）手握石膏棒切削石膏时，不能碰到已经画好的近、远中面的轮廓线，防止已画好的轮廓线被擦掉，所以可以采用大拇指推石膏刀削石膏，其余四根手指托住石膏唇舌面的方法。

（2）在切削时应准确地按照已经画好的轮廓线切削石膏棒，要以外侧线为准。首先，用石膏刀的刀尖沿着轮廓线削掉边缘，确定切削的范围，然后再削除中间突起的石膏。在削除中间突起的石膏时，要使用刀体。

（3）在削石膏时，主要是推刀的左手大拇指用力，右手控制刀的方向，刀的走向要沿着轮廓线，并且用力要均匀，尽量每一刀都要推到底，保持切削面的平整和连续性。外形高点线部位要保留，但保留的量要尽量少，约上下1 mm。

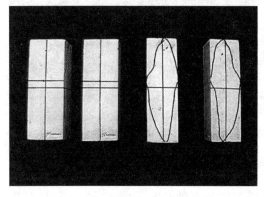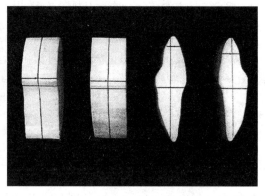

图3-25　描绘近、远中面形态　　　　　图3-26　切割唇舌面，形成二面体

（二）形成四面体

1. 描绘唇、舌面形态　按照三倍大牙体线图，在切削过的三倍大上颌中切牙石膏棒唇舌面上准确地描绘出唇舌面牙体轮廓外形。要求：在石膏上画的线要尽量细，但要清晰准确。牙轮廓线要平滑，不要反复描绘。同时在画图和雕刻过程中，要以外侧线为准。（图3-27）

2. 切割邻面，形成四面体　用石膏切刀切削石膏块的近、远中面，形成唇舌面的初步轮廓，最终形成四面体。根据唇舌面根冠分界的位置，准确、清晰地恢复被切削的冠根分界线；根据在外形高点上残留的中轴，准确、清晰地恢复近、远中面上的中轴。（图3-28）

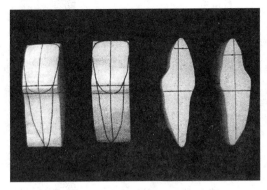

图 3-27 描绘唇、舌面形态

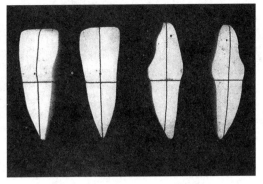

图 3-28 切割邻面，形成四面体

（三）形成多面体

多面体的切削是把规则的四面体向不规则的牙体进行转化的重要一步。从牙的切端观察，其外形轮廓的大小和形状是多面体切削走向和范围的重要参照（图 3-19）。

1. 描绘轴嵴 参照三倍大牙体浮雕图，注意观察各部分之间的明暗对比关系。明亮的地方表示此处较为凸出，阴暗的地方表示此处相对较凹。在观察图形时，可以清晰地看到四个图形上都会有一条或两条凸起的亮线，我们称之为轴线。轴线大体起始于切缘，经过外形高点，再通过牙根延伸到根尖。而一些比较暗的部位，它们一般位于舌面窝、四个轴面的牙

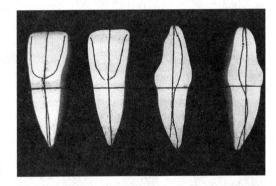

图 3-29 描绘轴嵴

颈线附近，主要作用是来突出和反衬各面的轴线，加强和谐性。在各个轴面上，根据三倍大牙体浮雕图的轴线形态画出各个轴线。在浮雕图上正确描绘各个轴面的轴嵴，即各轴面最突出的部分。最后，把浮雕图上的轴嵴正确地转移到石膏棒上（图 3-29）。

2. 描绘第一次 1/2 等分线 在轴嵴与外形边缘之间，画第一次 1/2 等分线。（图 3-30）

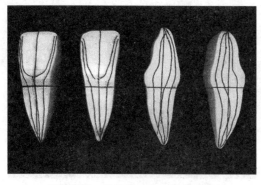
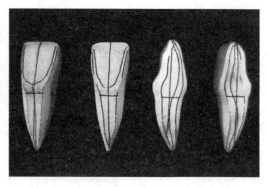

图 3-30　描绘第一次 1/2 等分线　　　　　图 3-31　切割第一次 1/2 等分线

3. 切割第一次 1/2 等分线　用石膏切刀沿两条第一次 1/2 等分线，切除之间所夹持的轴面角，使之成为斜面，同时补画冠根分界线。（图 3-31）

4. 描绘第二次 1/2 等分线　在切削第一次 1/2 等分线后的新生斜面上，画第二次 1/2 等分线。在第一次 1/2 等分线与轴嵴之间，也画第二次 1/2 等分线，呈 3 条等分线间夹持 2 个棱角。（图 3-32）

5. 多面体成形　用石膏切刀切除相邻的两条等分线之间的多余部分，形成多面体。（图 3-33）

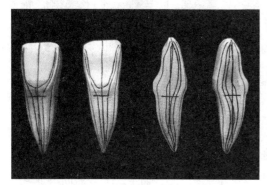
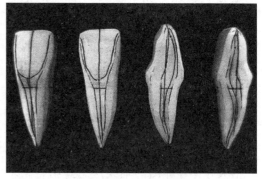

图 3-32　描绘第二次 1/2 等分线　　　　　图 3-33　多面体成形

（四）形成外形轮廓

外形的形成是三倍大石膏牙雕刻中最为重要的一步，它关系到牙体的最终形态，以及牙体各部分之间的协调性。外形轮廓需要清晰准确地体现三倍大牙体浮雕图上所表现的凹和凸、平直和弯曲之间的对比和衬托关系。

外形轮廓修整包括牙颈的成形、牙根的成形、轴面的成形和切缘的成形。

1. 牙颈成形

（1）描绘、勾勒牙颈线：精确测量，以冠根分界线为参照，在石膏棒上正确地描绘牙颈线（图3-34）。检查合格后，用雕刻刀将牙颈线勾勒一圈。

（2）形成台阶：在牙颈线下方1 mm处画线，用雕刻刀沿线从根方向冠方沿着牙颈线轻轻切削，形成浅的台阶。

（3）消除台阶：在牙颈线上方1 mm处画线，用雕刻刀沿线从冠方向根方沿着牙颈线轻轻切削，消除台阶。

（4）形成牙颈线：用雕刻刀使牙颈线上下部位连接流畅，勾勒出清晰的牙颈线。

2. 牙根成形　修整牙根，主要是适当缩小牙根大小，加强牙根与牙冠间的和谐。牙根横断面为圆三角形，唇宽而舌侧窄。首先用雕刻刀去除多面体上残留的棱角，参照线图上牙根的轮廓（凹凸），修整牙根各轴面的轴嵴的轮廓。把浮雕图上各个轴面轴嵴的走向画在牙根上，修整牙根各轴面的轴嵴形态。为防止切削过多，刀刃和刀背都应横卧在牙根上，薄层切削。参照浮雕图上各个轴面观上的阴影，修整牙根的内聚形态，使轴嵴附近的亮部与两侧的阴影内收部分自然衔接（图3-35）。

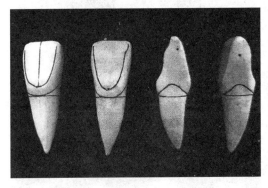

图3-34　描绘、勾勒牙颈线

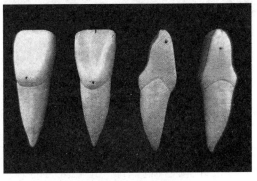

图3-35　四面成形

3. 四面成形（图3-35）

（1）唇面成形：修整唇侧近、远中缘的高度和弧度，形成牙颈部的唇颈嵴，修整唇侧切1/3的突度。

（2）邻面成形：在浮雕图的舌面上描绘近、远中边缘嵴最突处的连线。把该线转移到石膏棒上。测量线图上舌侧近、远中边缘嵴的厚度。把该厚度以线条方式转移到石膏棒的舌面上。切除舌侧边缘嵴线条外侧过剩的部分。近中呈平直状态往舌隆突方向内聚，形成近中面。远中呈圆突状态往舌隆突方向内聚，形成远中面。修整相关轴面角，使邻面与其衔接。形成邻面两侧牙颈线上方的凹陷。

（3）舌面成形：参照石膏棒上近、远中边缘嵴两端的边缘线，形成舌侧边缘嵴的厚度。形成舌侧边缘嵴与邻面的衔接形态（轴面角）。形成舌侧边缘嵴的最突处，形成舌窝。形成舌隆突和斜切痕。形成舌侧近、远中边缘嵴的起源。在雕刻时需要注意的是，整个牙体表面上不应该有过分锐利的角或嵴，也不应该有过分的凹陷或沟，牙体各部位之间是平缓过渡、相互依存、相互衬托的。在雕刻时，要适当地选用雕刻刀的部位：修整舌隆突时要大量使用刀尖，动作主要是刮修，一次修整的量不能过多；在精修过程中要仔细，用力要均匀，切削的幅度不能太大。

4. 切缘成形（图 3-36）：参照线图，在石膏棒上描绘切缘形态（虚线和实线），参照实线位置修整切缘舌侧厚度。形成切缘舌侧最突处，形成切缘结节。参照浮雕图的唇、舌面和切端形态，用雕刻刀形成切端形态，并使其与各面流畅地衔接。参照浮雕图的唇、舌、切端发育沟的位置及形态，用雕刻刀形成由深到浅的发育沟。牙冠唇面的两条发育沟呈"V"字形，但这个"V"字形是钝化的、缓慢渐进的（图 3-37）。

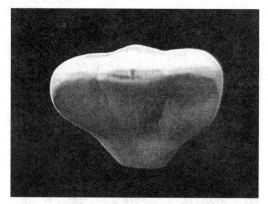

图 3-36　切缘成形

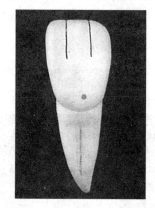

图 3-37　唇面发育沟

（五）最终成形（图 3-38）

1. 牙体表面的润饰　用雕刻刀的刃、背及勺润饰牙体表面，使各面光滑。

2. 勾勒牙颈线　用雕刻刀再次勾勒出清晰的牙颈线。

3. 检查流畅性　按浮雕图检查石膏牙各轴面的外形高点、邻接点、凹凸衔接程度，应流畅衔接。

五、注意事项

1. 雕牙时必须熟知该牙的解剖形态，按照比例进行操作。

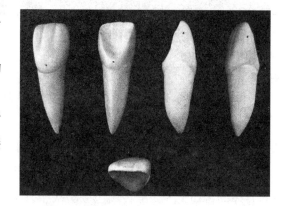

图 3-38　最终成形

2. 使用工具时必须注意对支点的掌握，防止雕刻刀滑脱误伤手、误切石膏牙。

3. 整个雕刻过程，均应在垫板上操作，以免损坏桌面。应养成不用口吹粉末的良好习惯。

4. 养成良好的工作习惯，桌面、工具整洁有序。雕刻下来的碎屑，应放在固定的位置，达到一定量时，集中放到指定地点。实训结束后应将桌面及工具擦净。

5. 在石膏上画的线要尽量细，要求清晰准确。牙轮廓线要平滑，不要反复描绘。

6. 在二面体的画图和雕刻过程中，要以外侧线为准，切除轮廓线以外的石膏。

7. 为方便切削可将石膏棒浸水，但浸水时间不宜过长。石膏棒放入水里的位置，应是有轮廓线的面与水平线平行。

8. 从水中取出石膏棒时，最好是用拇指和食指捏住石膏棒的空白处。

六、考核评定

三倍大右上颌中切牙石膏牙雕刻

序号	考核内容	评分标准	配分	得分
1	唇面形态	呈梯形，切缘宽于颈缘，切颈径大于近远中径；近中缘较长而直，远中缘较短而突，颈缘呈弧形，切缘平直；近中切角近似直角，远中切角略圆钝；切1/3和中1/3较光滑坦平，颈1/3唇颈嵴为外形高点，切1/3处可见两条浅的纵形发育沟	20	
2	舌面形态	似唇面但较小。其中近中边缘嵴较细长而直，远中边缘嵴较短而圆突，切嵴较直。外形高点位于舌面隆突处	20	
3	邻面形态	似三角形，三角形的底为"V"字形牙颈线，三角形的顶为切端。近中面较宽大而平坦，牙颈线曲度较大，接触区位于切1/3靠近切角；远中面较短小而圆突，牙颈线曲度较小，接触区位于切1/3距切角稍远	20	
4	切端形态	切端由近中向远中舌倾，位于牙体长轴唇侧	10	
5	颈缘线	颈缘线清晰准确	5	
6	牙根形态	圆锥形单根，唇面宽于舌面，自根中1/3处向根尖部逐渐缩小变细，根尖部略弯向远中	5	
7	整体情况	牙体比例协调，表面光亮、无台阶、无刻痕	10	
8	素质考核	工作台卫生整洁，节约耗材、无浪费	10	
合计			100	

七、思考题

1. 如何在雕刻中保证冠根分界线不丢失？

2. 在从四面体向多面体的转变中，要画哪几条中线？

3. 描述上颌中切牙的牙体解剖特征。

4. 雕刻三倍大右上颌中切牙石膏牙时有哪些注意事项？

任务四 立体形态——等倍大右上颌 中切牙石膏牙雕刻

一、目的要求

1. 通过对等倍大右上颌中切牙石膏牙的雕刻，牢固掌握其解剖形态及生理特点。

2. 掌握牙冠各轴面外形高点的确定和描绘方法。

3. 掌握牙冠切缘的确定和描绘方法。

4. 掌握牙冠各面轮廓线的描绘方法。

5. 掌握石膏牙的雕刻方法、步骤和操作技术。

6. 掌握石膏牙雕刻工具的使用方法和注意事项。

二、实训内容

1. 雕刻成形等倍大右上颌中切牙石膏牙框架。

2. 雕刻成形等倍大右上颌中切牙石膏牙二面体。

3. 雕刻成形等倍大右上颌中切牙石膏牙四面体。

4. 雕刻成形等倍大右上颌中切牙石膏牙多面体。

5. 雕刻成形等倍大右上颌中切牙石膏牙四面。

6. 精修完成等倍大右上颌中切牙石膏牙的雕刻。

三、实训器材

1.5 cm×1.5 cm 石膏棒、右上颌中切牙牙形尺或牙体浮雕图、牙体雕刻多面体图，直尺、铅笔、红蓝铅笔、橡皮，石膏切刀、雕刻刀，储水盆、小毛巾，垫板、牙刷、爽身粉等。

四、方法和步骤

（一）石膏框架成形

1. 描绘框架及标志物

方法：根据表 3-1 的数据，参考图 3-39、图 3-40，把牙体规格及外形高点、邻接点、牙尖点，冠根分界线及 4 个轴面的中轴用耐水铅笔转移到石膏棒上。

要求：上述标志物应尽可能精确。

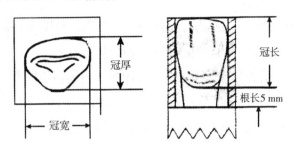

图 3 - 39　牙体规格表现方法

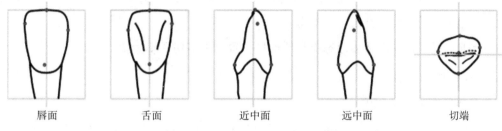

图 3 - 40　上颌中切牙五面观

2. 石膏框架切削成形

方法：用石膏切刀从唇舌面或近、远中面入手切削均可。先修整相对的两侧，再修整另两侧。如有必要，可预先在石膏棒上记录方位（唇面、舌面、近中面、远中面）。底座四周应平整，见图 3 - 41。

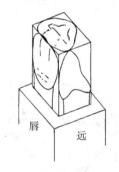

图 3 - 41　框架假想图

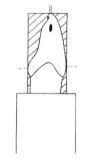

图 3 - 42　近中形态

要求：切削成形的框架应与牙体规格一致。

3. 刻入中轴、冠根分界线

方法：为防止后续操作中标志线消失，用小雕刻刀在 4 个轴面刻入中轴、冠根分界线。沟痕以浅为好，不宜过深。

要求：刻入的中轴需与描记的中轴一致。

（二）二面体成形

1. 描绘近中面牙体形态

方法：参照近中面线图，正确描绘近中面牙体形态，见图3-42。因近中面大于远中面，远中面按近中面切削，故无须描绘远中面牙体形态。

要求：为防止沾水后铅笔印痕消失，需使用耐水铅笔。绘图后，需用牙形尺检查，检查时，需使牙形尺和石膏牙的中轴与冠根分界线的"十字"相吻合。如出现形态偏差，应立即修改，否则将影响牙体整体的平衡感、协调感。

2. 二面体切削成形

方法：用石膏切刀上下推拉，切削到线的外缘。为提高工作效率，尽量不用小雕刻刀。再次用牙形尺检查二面体形态。

要求：近、远中面牙体形态应与牙形尺一致，不多切，不少切。

（三）四面体成形

1. 描绘唇面牙体形态

方法：参照图3-43，正确描绘唇面牙体形态。因唇面大于舌面，故无须描绘舌面形态。

要求：同近中面牙体形态的描绘。

2. 唇舌面切削成形

方法：用石膏切刀沿上述边缘线切削成形。

要求：轴面外形轮廓需与线图一致。近、远中邻接点不应成为悬突。正确保留牙根部的形态。

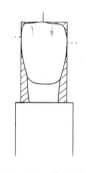

图3-43 唇面形态

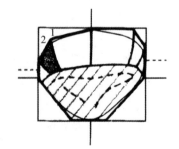

图3-44 切缘多面体与线图的关系

（四）多面体成形

1. 多面体成形原理 切面观，各轴面外形最突处连线及其轴面角以弧线的方式存在。多面体的成形原理是不仅用直线形式表现切面观的各个弧线，同时借助牙体形态呈现出更多的斜面，使其更接近于牙体特征的弧线（图3-44）。

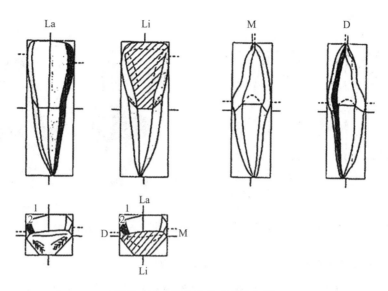

图 3-45　各轴面外形多面体图

2. 正确描绘各个轴面的多面体线条

方法：参照图 3-45 多面体的边缘线（或按照切面观），估算该线与中轴、冠根分界线、外形高点之间的距离，将其正确转移到石膏棒上。雕刻技能熟练后，可不参考多面体图形，通过切面观推测多面体的合理位置。

要求：在正确理解多面体成形原理的基础上，尽可能使多面体边缘线与多面体图形（或与切面观图形的伸展）相一致。

3. 切削多面体

方法：按照多面体边缘线切削各斜面（图 3-46）。

要求：切削多面体时，不得损坏唇侧牙颈突度。

（五）唇侧成形

唇侧成形的操作范围包括唇侧牙根成形（至牙根的近、远中轴面外形

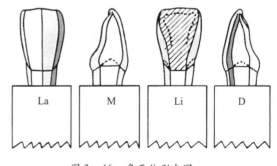

图 3-46　多面体形态图

最突处连线）、唇侧颈缘突度成形、唇侧中 1/3 成形、近唇轴面角成形、远唇轴面角成形。

1. 唇侧牙根成形

方法：假想牙根的形态为圆三角形。用小雕刻刀修整唇侧牙根形态（至牙根的近、远中轴面外形最突处连线），见图 3-47、图 3-48。

要求：牙根末端不要太内收。特别注意近中根冠连接的形态。因牙根较细，谨防

牙根折断。

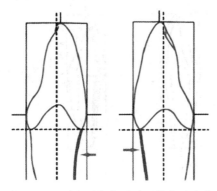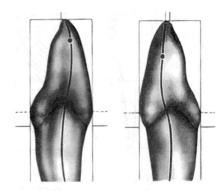

图 3 – 47 唇侧牙根轴面外形最突处连线　　　图 3 – 48 近远中轴面外形最突处连线

2. 形成唇侧颈缘突度

方法：参照近远中线图，在石膏牙上用铅笔正确地描绘牙颈线，用小雕刻刀轻轻刻入牙颈线（图 3 – 49）；参照近远中线图、唇侧浮雕图，用小雕刻刀形成唇侧牙颈突度（图 3 – 49，3 – 50）。

要求：注意不要改变唇侧牙根的厚度。注意近、远中面的根冠连接特征。此时的牙颈线仅为大致的位置。

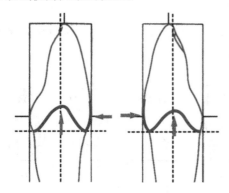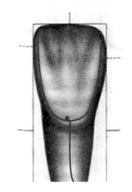

图 3 – 49 唇侧颈缘突度与近远中牙颈线　　　图 3 – 50 唇侧边缘嵴与牙颈突度

3. 形成唇侧中 1/3 外形

方法：参照浮雕图 3 – 50，在石膏牙上勾勒唇侧近、远中缘。参照图 3 – 51，用小雕刻刀修整唇侧中 1/3 过剩的石膏，使之与唇侧牙颈衔接。

要求：从近、远中面观察唇侧，需呈三面体。唇侧近、远中缘应呈丰满的"U"字形。

4. 形成唇侧近、远中缘（近唇及远唇轴面角）

方法：按图 3 – 52、图 3 – 53 观察唇侧近、远中缘与邻接点的位置关系及近唇、远唇轴面角的角度，用小雕刻刀形成近唇、远唇轴面角及根冠衔接的特征。

要求：从切缘面观察近中轴面角锐利，远中轴面角圆钝。唇侧近中缘高于远中缘。近唇及远唇轴面角需与唇侧颈缘流畅衔接。

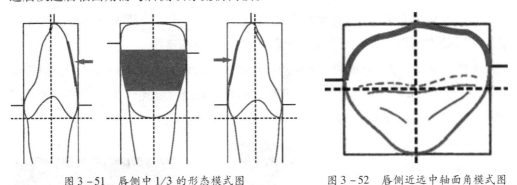

图 3-51　唇侧中 1/3 的形态模式图　　　　图 3-52　唇侧近远中轴面角模式图

（六）近中面成形

方法：按图 3-54 在石膏牙的舌面描绘近中边缘嵴。按图 3-55，用小雕刻刀从近唇轴面角起，沿邻接点下方，向舌侧平直内收，直到舌侧近中边缘嵴附近。

要求：此时不得切除舌侧近中边缘嵴和邻接点。近中邻接点上方暂不内收。牙根需与牙冠流畅衔接。

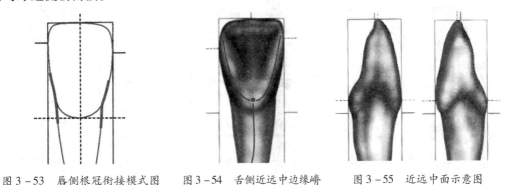

图 3-53　唇侧根冠衔接模式图　　图 3-54　舌侧近远中边缘嵴　　图 3-55　近远中面示意图

（七）远中面成形

方法：按图 3-54，在石膏牙的舌面描绘远中边缘嵴。按图 3-55，用小雕刻刀从远唇轴面角起，沿邻接点下方，向舌侧呈弧形内收，以此表现远中的圆突，内收到舌侧远中边缘嵴附近。

要求：此时不得切除舌侧远中边缘嵴和邻接点。远中邻接点上方暂不内收。牙根需与牙冠流畅衔接。

（八）舌面成形

1. 舌面近、远中边缘嵴的成形

方法：按图 3-56，在石膏牙的舌面描绘近、远中边缘嵴的内侧边缘线。用小雕刻刀沿该边缘线刻入沟，使近、远中边缘嵴都有一定的厚度。按图 3-57 及图 3-58，用小雕刻刀去除近、远中边缘嵴内侧间过多的石膏。用小雕刻刀雕刻舌侧近、远中边缘嵴，从近、远中面观察，使其轮廓线与图 3-59 一致，并与舌隆突流畅衔接。按图 3-57，用小雕刻刀恢复舌面近、远中边缘嵴最突出部分的连线。

要求：舌面近中边缘嵴锐利，远中边缘嵴圆钝；舌面近中边缘嵴略窄，远中边缘嵴略宽，见图 3-58。舌面近、远中边缘嵴的轴面外形最突处连线需与图 3-57 及图 3-59 一致。舌面近、远中边缘嵴止于舌隆突之前（不到达舌隆突）。

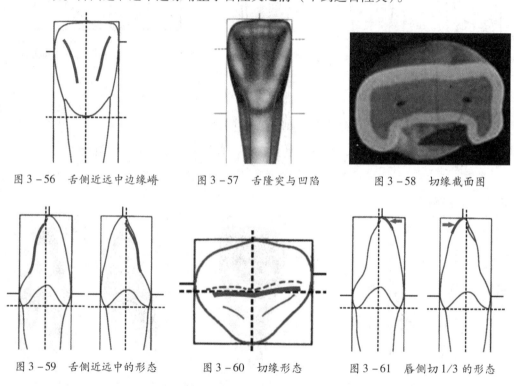

图 3-56 舌侧近远中边缘嵴　　图 3-57 舌隆突与凹陷　　图 3-58 切缘截面图

图 3-59 舌侧近远中的形态　　图 3-60 切缘形态　　图 3-61 唇侧切 1/3 的形态

2. 切缘成形

方法：用铅笔在唇舌面、近中和远中面、切缘面描绘中轴。参照图 3-60，在石膏牙的切缘面上描绘切缘形态（虚线和实线）。参照图 3-61，用小雕刻刀从舌侧切削，形成"鸟翅"形的实线，去除下方石膏的过剩部分，使其与舌窝流畅衔接。在唇侧切 1/3，用小雕刻刀沿"鸟翅"形虚线切除过剩的石膏。用小雕刻刀使唇侧切 1/3 与中 1/3 流畅衔接。参照图 3-62，用小雕刻刀在近、远中邻接点上方形成近、远中切角形态。在舌侧，用小雕刻刀从实线往虚线方向修整成弧线形态，形成切缘厚度，见图 3-63。

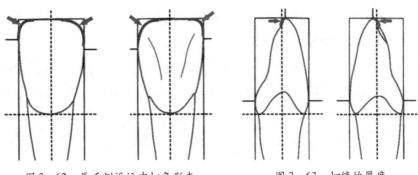

图 3-62　唇舌侧近远中切角形态　　　　图 3-63　切缘的厚度

参照图 3-64，在切缘下方的凹陷处用小雕刻刀的勺部，沿切缘下方修整舌侧近、远中边缘嵴的起源处形态。参照图 3-65，在石膏牙切缘的下方描绘舌侧最凹处的连线，并用小雕刻刀的勺部雕刻成形，再用勺部使凹陷与其上下方的突起衔接。

要求：切嵴和中轴的位置关系需正确。"鸟翅"形虚线为切嵴，实线为切缘最厚处。近中切角锐利，远中切角圆钝。舌侧近中边缘嵴的起源高于舌侧远中边缘嵴的起源。唇侧切 1/3 的近中为唇侧切 1/3 最突处（切缘面观），原则上唇侧切 1/3 的近中除轴面角外不能切削过多。

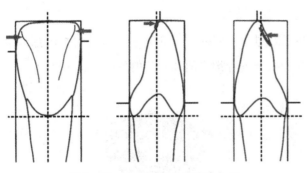
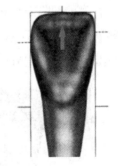

图 3-64　舌侧近远中边缘嵴起源　　　　图 3-65　切缘下方的凹陷

（九）舌隆突和牙根成形

方法：参照图 3-65 和图 3-52 舌隆突下方的凹陷处，在石膏牙舌隆突下方的左右两侧各画一条线。沿该线切削过剩的石膏，从切缘面观察舌隆突的大小，正确形成舌隆突形态（见图 3-52）。参照近中面、远中面、舌面线图，正确形成牙根形态。

要求：舌隆突需与牙根流畅衔接。舌隆突需与近、远中面流畅衔接。舌隆突不能过厚或过薄。舌窝不宜过深。

（十）牙颈线成形

方法：参照图 3-66 的牙颈线与冠根分界线的位置关系，将其描绘到石膏牙上。

用小雕刻刀的刀腹沿该线勾勒成形。用小雕刻刀沿舌隆突下方形成舌侧牙颈突度。用小雕刻刀的刀腹再次勾勒舌侧牙颈线。

　　要求：近中牙颈线高，远中牙颈线低。唇侧牙颈线不得低于舌侧，至少需平齐。牙颈线各处的宽度、深度需一致。如轴面角的牙颈线无法正常衔接，表明该轴面角不协调，需先修改该轴面角。

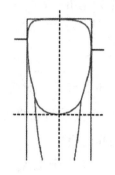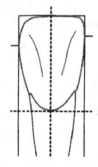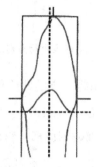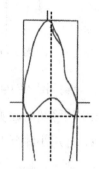

图 3-66　各轴面的牙颈线形态

（十一）唇面发育沟成形

　　方法：参照图 3-67，把唇侧发育沟阴影处的形态描绘到石膏牙上。用小雕刻刀的腹部，沿该线范围修整。发育沟切龈向中部的凹陷略大，切缘处的凹陷略小，见图 3-68。发育沟的凹陷需与其周围的突出部分流畅衔接。

　　要求：凹陷的深度不宜过大，也不宜过小。唇侧中 1/3 处发育沟的尖端由深渐窄、渐浅。凹陷不得损坏唇侧近、远中缘和两条发育沟之间隆起处的形态。

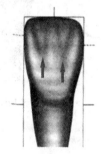

图 3-67　唇侧发育沟的位置

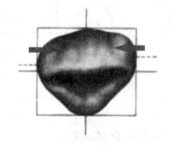

图 3-68　唇侧发育沟的切缘观

（十二）作品提交的准备

　　方法：修整牙根附近的石膏底座，使其平整。在石膏棒的一端上用铅笔记录学号、姓名。用爽身粉等擦拭石膏牙，使其光洁。

　　要求：石膏牙应处于底座的中央位置。底座应与牙根流畅衔接。

五、注意事项

1. 雕牙时必须熟知该牙的解剖形态，按照比例进行操作。

2. 使用工具时必须注意支点的掌握，只有支点稳定，用刀的力量才能有节制，以防刀滑脱误伤手和石膏牙。

3. 整个雕刻过程，均应在垫板上操作，以免损坏桌面。应养成不用口吹粉末的良好习惯。

4. 养成良好的工作习惯，桌面、工具整洁有序。雕刻碎屑应放在固定的位置，达到一定量时集中放到指定地点。实验结束应将桌面及工具擦净。

5. 在石膏上画的线要尽量细，还要清晰准确。

6. 牙轮廓线要流畅，不要反复描绘。

7. 在二面体的画图和雕刻过程中，需以外侧线为准，切除轮廓线以外的石膏。

8. 石膏棒蘸水时，只需将雕刻部分的石膏浸入水中，且不能将石膏在水中放置太长时间。

六、考核评定

等倍大右上颌中切牙石膏牙雕刻

序号	考核内容	评分标准	配分	得分
1	唇面形态	呈梯形，切缘宽于颈缘，切颈径大于近远中径；近中缘较长而直，远中缘较短而突，颈缘呈弧形，切缘平直；近中切角近似直角，远中切角略圆钝；切 1/3 和中 1/3 较光滑平坦，颈 1/3 唇颈峰为外形高点，切 1/3 处可见两条浅的纵形发育沟	20	
2	舌面形态	似唇面但较小。其中近中边缘嵴较细长而直，远中边缘嵴较短而圆突，切嵴较直。外形高点位于舌面隆突处	20	
3	邻面形态	似三角形，三角形的底为"V"字形牙颈线，三角形的顶为切端。近中面较宽大而平坦，牙颈线曲度较大，接触区位于切1/3靠近切角；远中面较短小而圆突，牙颈线曲度较小，接触区位于切1/3距切角稍远	20	
4	切端形态	切端由近中向远中舌倾，位于牙体长轴唇侧	10	
5	颈缘线	颈缘线清晰准确	10	
6	整体情况	比例协调，底座平整，表面光亮、无台阶、无刻痕	10	
7	素质考核	工作台卫生整洁、节约耗材、无浪费	10	
合计			100	

七、思考题

1. 做切缘雕刻时应注意哪些事项？

2. 雕刻时如何表现唇侧的发育沟？

任务五 立体形态——三倍大右上颌中切牙蜡块雕刻

一、实训目的

通过对上颌中切牙牙体外形的雕刻，掌握该牙的解剖形态及其生理功能的特点；熟悉雕刻的方法与步骤，训练操作技术，掌握正确使用工具的方法。

二、实训用品

白蜡块（85 mm×35 mm×25 mm）、上颌中切牙雕刻标本一套、雕刻刀、直尺、红蓝铅笔、垫板（玻璃板或硬纸板）。

三、操作步骤

1. 握刀的基本方法练习

（1）第一种握刀法：示指按于刀背，其余四指平握刀柄，手掌的小部分压住刀柄的远侧部。此种握刀法多在切蜡时用。（图3-69）

（2）第二种握刀法：将刀柄全部握在第二、三、四、五指内，刀的根部位于示指的二、三指间关节处。用刀时刀口向着雕刻者，对准蜡块，同时用左手握住蜡块，以握刀手的拇指顶住蜡块做支点。此种握刀法称为掌拇指握式，多用于修切牙冠各面。（图3-70）

（3）第三种握刀法：是最常用的一种方法，和握钢笔的方法相似，称为握笔式。用拇指、示指、中指握刀，无名指和小指做支点。此种握刀法用于比较细微的雕刻，也可用中指做主要的支点。（图3-71）

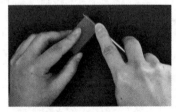
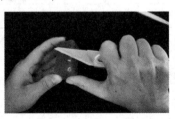
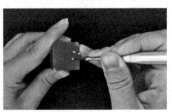

图3-69   图3-70   图3-71

2. 雕刻蜡块（图 3 – 72）

（1）复习上颌中切牙各部位的数值。

（2）画出唇面外形线：取白蜡块，选光滑面，按放大 3 倍的数据，画出上颌中切牙全长、冠宽和颈宽的双边长方形，然后画一条冠宽的垂直平分线，再在长方形内标出冠长、根长和颈曲线高度，最后参考唇面观图形画出唇面外形图。

（3）初步形成唇面：从垂直方向逐步切除近中面和远中面的多余蜡块。留下的蜡形可比唇面稍大 1 mm，以便修改。

（4）画出近中面外形线：在近中面，标出冠厚、颈厚和颈曲线高度，画出近中面外形线。

（5）初步形成近中面：按邻面所绘图形，从垂直方向去除唇、舌面多余的蜡。

（6）完成轮廓外形：在此基础上完成舌面和远中面的雕刻，削去各面多余的蜡，初步形成中切牙的轮廓外形。

（7）完成牙冠各轴面外形：将各轴面角刮圆钝，并完成各轴面的合适外形高度及接触点。

（8）完成切缘、切嵴和切角：切缘平直，远中略倾向舌侧，切嵴不宜太薄，近中切角近似直角，远中切角稍圆钝。

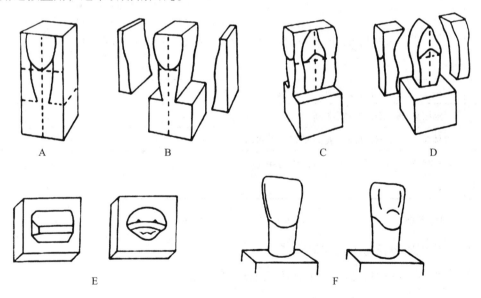

图 3 – 72　上颌中切牙的雕刻

A. 唇面外形线　B. 形成唇面　C. 近中面外形线　D. 形成近中面

E. 完成切缘、切嵴　F. 修整完成

（9）绘出颈缘曲线：完成颈部雕刻，使牙冠在颈缘处较牙根在此处稍圆而突出。

（10）雕刻牙冠唇面形态：距近、远中边缘约 1/3 冠宽处，分别沿与近、远中边缘平行的方向刮出两条发育沟，注意不宜雕太深。

（11）完成牙冠舌面形态：画出舌窝的位置和形态，先将舌面雕刻成凹面，然后用雕刻刀雕出舌窝。

（12）完成牙根外形：由颈缘向根尖方向刮去，注意颈部不宜刮得太多，牙根在颈1/3处最粗。

（13）修整完成：仔细检查各部分尺寸，精修完成。

四、考核评定

三倍大右上颌中切牙蜡块雕刻

序号	考核内容	评分标准	配分	得分
1	唇面形态	呈梯形，切缘宽于颈缘，切颈径大于近远中径；近中缘较长而直，远中缘较短而突，颈缘呈弧形，切缘平直；近中切角近似直角，远中切角略圆钝；切1/3和中1/3较光滑平坦，颈1/3唇颈嵴为外形高点，切1/3处可见两条浅的纵形发育沟	20	
2	舌面形态	似唇面但较小。其中近中边缘嵴较细长而直，远中边缘嵴较短而圆突，切嵴较直。外形高点位于舌面隆突处	20	
3	邻面形态	似三角形，三角形的底为"V"字形牙颈线，三角形的顶为切端。近中面较宽大而平坦，牙颈线曲度较大，接触区位于切1/3靠近切角；远中面较短小而圆突，牙颈线曲度较小，接触区位于切1/3距切角稍远	20	
4	切端形态	切端由近中向远中舌倾，位于牙体长轴唇侧	10	
5	颈缘线	颈缘线清晰准确	10	
6	整体情况	比例协调，表面光亮、无台阶、无刻痕	10	
7	素质考核	工作台卫生整洁，节约耗材、无浪费	10	
合计			100	

五、思考题

1. 在作图时冠长与根长如何确定？

2. 在雕刻上颌中切牙的过程中应注意哪些问题？

任务六　立体形态——左上颌中切牙蜡牙冠雕刻

一、目的要求

1. 通过雕刻左上颌中切牙蜡牙冠，掌握上颌中切牙牙冠的解剖形态。

2. 掌握上颌中切牙蜡牙冠的雕刻方法和步骤。

3. 熟悉基托蜡的性能及使用方法。

二、实训内容

1. 练习雕刻蜡牙的基本方法。

2. 练习雕刻左上颌中切牙的蜡牙冠。

三、实训器材

全口1:1石膏牙列模型、基托蜡、切削刀、雕刻刀、酒精灯、红蓝铅笔、棉花等。

四、方法和步骤

1. 检查石膏牙列模型的完整性　取牙尖交错位，用红蓝铅笔分别在上下颌石膏模型的中线、尖牙、第二磨牙处画纵形的咬合标志线，以便在操作过程中随时检查咬合关系（图3－73）。

2. 削去左上颌中切牙部分模型　用切削刀将模型上的左上颌中切牙的牙冠刻去（注意不要损伤邻牙），并做修整，使其形成比较自然的缺牙形态，中央略凹（图3－74）。

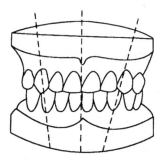

图3－73　画咬合标志线

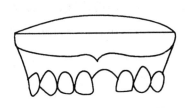

图3－74　削去左上颌中切牙部分模型

3. 安装蜡块　取约 15 mm×80 mm 的基托蜡条，在酒精灯上均匀烤软，捏成适当的形状插入缺隙区。趁蜡尚软时，按模型上牙尖交错位关系的咬合标记，将上下模型对准咬紧。待蜡冷却后打开上下颌模型，用雕刻刀修去唇、舌面多余的蜡，并将蜡刀烤热后插入蜡型基底部和邻接点区域，使该处与模型能够密切贴合。

4. 确定冠长、冠宽、冠厚及楔状隙和邻间隙　以缺隙的近、远中径为界，修去多余的蜡，定出冠宽；再以对侧的同名牙唇、舌面最突出点为界，削去多余的蜡，定出冠厚；以邻牙切缘水平为界，削去切缘以外多余的蜡，定出冠长；然后用雕刻刀初步形成楔状隙和邻间隙（图 3-75，3-76）。

5. 初步雕刻蜡牙冠形态　根据上下中切牙咬合关系定出的位置，结合雕刻石膏的方法，初步雕刻牙冠的唇舌面、切缘，形成蜡牙冠形态（图 3-76）。

6. 完成蜡牙的雕塑　细致雕塑出牙冠形态，要求与对侧的同名牙、邻牙的位置和形态相协调，颈缘线的位置与前后邻牙相一致。经仔细检查合乎要求后，用酒精喷灯烤光滑牙冠表面，或用棉花擦光。

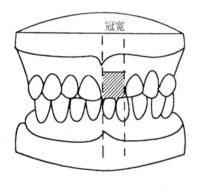

图 3-75　确定冠长、冠宽

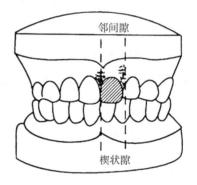

图 3-76　确定楔状隙和邻间隙

五、注意事项

1. 用切削刀刻左上颌中切牙的牙冠时，注意不要损伤邻牙。

2. 去除左上颌中切牙的牙冠后，该处的龈缘也应一并去除，因为牙齿缺失后龈缘自然也消失了。

3. 蜡牙冠在牙弓内的位置、形态应与对侧的同名牙、邻牙相协调。

4. 蜡牙冠完成后用酒精喷灯吹光时，火焰不能太靠近蜡牙冠，过高的温度会导致蜡牙冠融化。

六、考核评定

左上颌中切牙蜡牙冠雕刻

序号	考核内容	评分标准	配分	得分
1	唇面形态	呈梯形，切缘宽于颈缘，切颈径大于近远中径；近中缘较长而直，远中缘较短而突，颈缘呈弧形，切缘平直；近中切角近似直角，远中切角略圆钝；切 1/3 和中 1/3 较光滑平坦，颈 1/3 唇颈嵴为外形高点，切 1/3 处可见两条浅的纵形发育沟	20	
2	舌面形态	似唇面但较小。其中近中边缘嵴较细长而直，远中边缘嵴较短而圆突，切嵴较直。外形高点位于舌面隆突处	20	
3	邻接关系	邻面接触点准确，与邻牙邻接关系正确	15	
4	咬合关系	与对颌牙咬合关系正确，无早接触点	15	
5	颈缘	颈缘线清晰准确、无台阶	10	
6	整体情况	模型干净，比例协调，表面光亮、无台阶、无刻痕	10	
7	素质考核	安全、正确使用酒精灯；工作台卫生整洁，节约耗材、无浪费	10	
合计			100	

七、思考题

雕刻蜡牙冠时应注意哪些事项？

任务七　立体形态——左上颌中切牙滴蜡塑形

一、目的要求

1. 通过左上颌中切牙滴蜡塑形，进一步掌握左上颌中切牙的解剖形态。

2. 熟悉上颌中切牙滴蜡塑形的方法和步骤。

3. 熟悉各类塑形工具的使用方法。

4. 了解铸造蜡的性能及使用方法。

二、实训内容

1. 练习滴蜡塑形的基本方法。

2. 练习左上颌中切牙滴蜡塑形。

三、实训器材

完整的石膏牙模型一副、铸造蜡、红蓝铅笔、酒精灯、小雕刻刀、蜡成形器、封闭硬化剂、间隙保持剂、棉花、手术刀片等。

四、方法和步骤

（一）滴蜡塑形练习（图3－77）

1. 牙尖滴塑练习　将滴蜡器在酒精灯的火苗上烤1分钟左右，立即置于蜡上并粘带适量的蜡液，然后将滴蜡器竖直使蜡缓缓往尖端流；当液态蜡在尖端呈水滴状时，立即置于玻璃板上，同时轻轻做小圆圈运动，待蜡凝固前移开滴蜡器这时蜡堆形成，形似圆锥体。在形成直立蜡堆的过程中，应适时掌握移开滴蜡器的速度，太快则蜡堆高度不够，太慢则蜡堆顶部残缺。

2. 嵴滴塑练习　同样方法，当液态蜡在尖端呈水滴状时，立即置于玻璃板上，移动滴蜡器使其形成长条状隆起。在形成嵴的过程中，应适时掌握移动滴蜡器的速度，太快则蜡嵴高度不够，太慢则蜡嵴残缺不完整。

（二）检查工作模，并画出咬合标志线

与上颌中切牙蜡牙冠雕刻中检查工作模时画出的标志线相同。

（三）牙体预备

1. 唇面预备　均匀刻去唇面 1.2～1.5 mm 的石膏牙体组织（图 3 – 78）。

2. 舌面预备　沿舌面解剖外形均匀刻去舌面 1.2～1.5 mm 的石膏牙体组织（图 3 – 78）。

3. 邻面预备　自切端向龈端方向去除牙体组织 1.5～2.0 mm，2 个邻面轴壁方向相互平行或向切端聚合 2°～5°（图 3 – 79）。

4. 切斜面预备　用铅笔在左上颌中切牙切缘上方约 1.5～2.0 mm 处画一条标志线，用雕刻刀沿标志线去除石膏牙体组织，并将切端刻成与牙体长轴成 45° 的舌斜面（图 3 – 80）。

5. 肩台预备　用雕刻刀往龈下 0.5 mm 处将唇舌面和邻面的牙颈部预备成宽度约 1 mm 的 90° 肩台（图 3 – 80）。

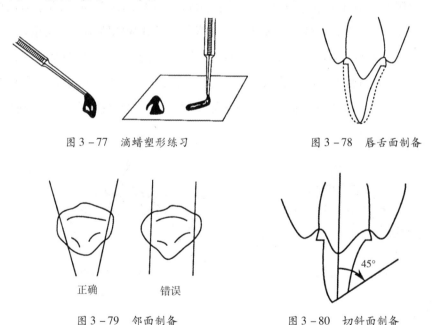

图 3 – 77　滴蜡塑形练习　　　　　图 3 – 78　唇舌面制备

正确　　　错误

图 3 – 79　邻面制备　　　　　图 3 – 80　切斜面制备

（四）涂布封闭硬化剂与分离剂

在已预备的左上颌中切牙牙体上，用不含石墨的特殊铅笔画出牙体颈缘的位置，然后涂布表面封闭硬化剂来增加代模强度，待干后再涂布金、银色间隙保持剂。应注意表面间隙保持剂需均匀涂布于颈缘上方 1 mm 处，以保证将来修复冠的边缘密合性。晾干后用毛刷蘸取适量的分离剂，将整个代模（包括颈缘以下部位和相邻相对的牙齿）

薄薄地涂上，以达到分离的作用。

（五）滴蜡塑形

1. 切端　根据对侧同名牙切端高度与方向，自切斜面形成切嵴。滴蜡时可先在切缘中点和两切角加蜡定位，再把三点连接成形。（图3-81）

2. 舌面　根据对侧同名牙与对颌牙的咬合关系，将加热熔化的铸造蜡逐渐加在舌面上。然后在近中边缘嵴、远中边缘嵴、舌隆突部位滴蜡，形成舌面形态厚度1.2～1.5 mm。（图3-82）

3. 邻面　根据左上颌中切牙邻面特点，用蜡建立近、远中邻面形态，并注意接触点的位置要与邻牙形成良好的邻间隙。

4. 唇面　按唇面外形，用滴蜡法加出唇面形态，形成2条浅的"V"字形纵向发育浅沟和颈嵴上几条横形釉质浅沟纹。修整近中切角成直角，远中切角成钝角。

5. 修整　修整切嵴、边缘嵴、舌隆突、各面之间的轮廓过渡，使其具有良好的延续性。

6. 颈缘　用蜡刀沿牙冠颈缘将已形成的蜡形颈部刻切去1～2 mm，再重新加蜡液充满颈部。待蜡冷却后用蜡刀修去多余部分，注意与前后邻牙的协调一致关系。

7. 修整完成　参照对侧同名牙的形态特点，反复检查修整，使之完全符合该牙的解剖特点，并与对颌石膏模型的咬合关系紧密，无咬合高点，近、远中邻接点位置正确。取出蜡型，检查各面是否光滑，是否与牙体组织密合。最后完成各面的解剖塑形。

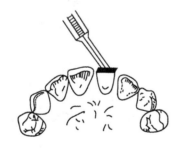

图3-81　切端滴塑

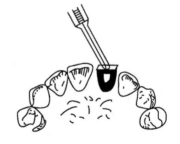

图3-82　舌面滴塑

五、注意事项

1. 实验前，应结合图谱，按照实验步骤熟悉实验内容。

2. 在教师的指导下学会正确使用雕刻器械，以及加蜡、堆蜡、修整蜡型的方法，做好支点。

3. 使用蜡成形器时应注意用力的大小和方向，以免在修形时造成蜡型移动、变形、脱落。

4. 蜡成形器的温度不可过高。从模型上取下蜡型时不可用力过大，以防止蜡型变形。

5. 应按就位道相反方向取出蜡型，以避免蜡型折断。

6. 用酒精喷灯吹光时，火焰不能太靠近蜡牙冠，过高的温度会导致蜡牙冠融化。

7. 完成后的牙冠形态应与前后邻牙、对侧同名牙相协调，与对颌牙无咬合高点。

六、考核评定

左上颌中切牙滴蜡塑形

序号	考核内容	评分标准	配分	得分
1	唇面形态	呈梯形，切缘宽于颈缘，切颈径大于近远中径；近中缘较长而直，远中缘较短而突，颈缘呈弧形，切缘平直；近中切角近似直角，远中切角略圆钝；切 1/3 和中 1/3 较光滑平坦，颈 1/3 唇颈嵴为外形高点，切 1/3 处可见两条浅的纵形发育沟	20	
2	舌面形态	似唇面但较小。其中近中边缘嵴较细长而直，远中边缘嵴较短而圆突，切嵴较直。外形高点位于舌面隆突处	20	
3	邻接关系	邻面接触点准确，与邻牙邻接关系正确	15	
4	咬合关系	与对颌牙咬合关系正确，无早接触点	15	
5	颈缘	颈缘线清晰准确、无台阶	10	
6	整体情况	模型干净，比例协调，表面光亮、无台阶、无刻痕	10	
7	素质考核	正确、安全使用酒精灯；工作台卫生整洁，节约耗材、无浪费	10	
合计			100	

七、思考题

1. 简述上颌中切牙滴蜡塑形的方法。

2. 简述上颌中切牙的牙体解剖特征。

项目小结

　　本项目旨在通过对上下颌切牙牙体解剖形态的学习，掌握切牙的具体形态，能够对比分析四种形态上下颌切牙的异同，准确把握其特征，为理解切牙的应用和牙体雕刻打下坚实基础。本项目通过对右上颌中切牙牙体形态的描绘、三倍大和等倍大右上颌中切牙的石膏牙雕刻、三倍大右上颌中切牙蜡块牙雕刻以及可塑材料的牙塑形，旨在使学生更进一步掌握切牙的牙体解剖形态与表面解剖标志，锻炼牙体雕刻和牙体塑形的技能，为牙体形态恢复和牙体塑形奠定坚实的基础。

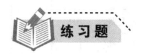
练习题

1. 上下颌切牙有哪些解剖学特征？
2. 上下颌切牙有哪些区别？

项目四　尖牙类的解剖形态

【项目目标】

素质目标：

1. 具有严谨求实的治学态度、高度负责的敬业精神、精益求精的工作作风。

2. 具有一定的辩证思维能力，会用辩证思维看待问题、解决问题。

3. 具有局部与整体相统一、人体整体性的思想观点。

4. 具有安全意识、节约意识和团队协作精神。

知识目标：

1. 掌握尖牙类的牙体解剖形态结构与表面标志。

2. 掌握上颌尖牙牙体描绘的方法和步骤。

3. 掌握上颌尖牙牙体雕刻的方法和步骤。

能力目标：

1. 能够正确区分上下左右4颗尖牙。

2. 能够准确画出上颌尖牙5个面的牙体形态平面图。

3. 能够熟练应用雕刻工具雕刻出上颌尖牙的石膏模型。

4. 能够熟练应用雕刻工具雕刻出上颌尖牙的蜡牙冠。

任务一 认识尖牙类的解剖形态

尖牙，又称犬齿，位于侧切牙的远中，上、下、左、右共 4 个。其特点是切端有一长、大的牙尖，故而得名。

尖牙类的共同特点：①整体观：牙冠由 4 个轴面（唇面、舌面、近中面及远中面）和 1 个牙尖组成。牙根为单根，粗壮而长，根尖段略偏向远中。②牙冠唇面：似圆五边形，唇轴嵴将唇面分成近、远中两个斜面。在唇面切 1/3 处有 2 条纵形发育沟。颈 1/3 处有唇颈嵴为唇面外形高点。③牙冠舌面：似唇面而略小于唇面，由"二窝五嵴一突"构成。舌轴嵴将舌面分成近、远中两个舌面窝，四周有近中边缘嵴、远中边缘嵴、沿牙尖的两斜缘舌侧有近中牙尖嵴和远中牙尖嵴，颈 1/3 处的舌面隆突，外形高点在舌面隆突处。④牙冠邻面：呈三角形，较切牙类厚，唇轴嵴和舌隆突较显著。⑤牙尖：均偏向近中。⑥主要功能：穿刺和撕裂食物。尖牙位于口角处，对支撑双侧口角起着重要的作用。

一、上颌尖牙（maxillary canine）

为全口牙中牙尖最大、牙根最长的牙。牙冠唇舌径明显大于近、远中径（冠厚 > 冠宽），颈 1/3 处最厚。

（一）牙冠（dental crown）

1. 唇面（labial surface）　①总体观：近似圆五边形，切颈径大于近远中径（冠长 > 冠宽）。②五个缘：由近中缘、远中缘、近中斜缘、远中斜缘和颈缘组成。其中近中缘稍长、向外斜行，远中缘短、向外圆凸，近中斜缘短，远中斜缘长；牙尖略偏近中；颈缘呈弧形。③两个斜面：由牙尖顶伸至颈 1/3 处，有一条明显的唇轴嵴，唇轴嵴将唇面分为 2 个斜面，即近唇斜面和远唇斜面，其中近唇斜面较小而突，远唇斜面较大而平，并向远中舌侧倾斜。④两个切角一个牙尖：近中缘与近中斜缘相连形成近中切角，远中缘与远中斜缘相连形成远中切角。牙尖顶略偏近中，初萌出的尖牙近中斜缘与远中斜缘在牙尖处相交约成 90° 角，故牙尖尖锐。⑤两条发育沟：两斜面上各有一条纵行发育沟，较中切牙长而显著。⑥外形高点：位于中 1/3 与颈 1/3 交界处的唇颈

峰。(图 4 - 1)

2. 舌面 (lingual surface) ①总体观：似唇面，但略小于唇面，由"二窝五峰一突"构成。②"二窝"：舌轴峰将舌面分成近中舌窝和远中舌窝，远中舌窝大于近中舌窝。③"五峰"：远中边缘峰较近中边缘峰短而突。沿牙尖的两斜缘舌侧有近中牙尖峰和远中牙尖峰。舌轴峰为由牙尖顶到舌隆突处的一明显的纵峰。④"一突"：舌隆突显著，是舌面的外形高点。(图 4 - 2)

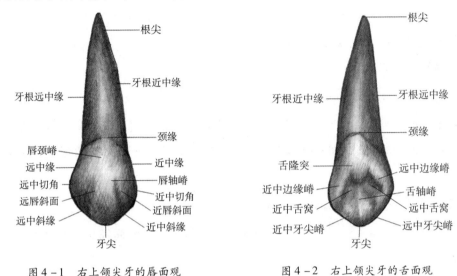

图 4 - 1 右上颌尖牙的唇面观   图 4 - 2 右上颌尖牙的舌面观

3. 邻面 (proximal surface) ①总体观：似矮三角形，较中切牙短而突出。远中面比近中面突而短小。②颈缘线：牙颈线弧度较上颌中切牙低平。③接触区：近中面接触区位于切 1/3 与中 1/3 交界处；远中面接触区位于中 1/3 的中间处，且偏舌侧。④牙尖的位置：牙尖顶位于牙体长轴唇侧。(图 4 - 3)

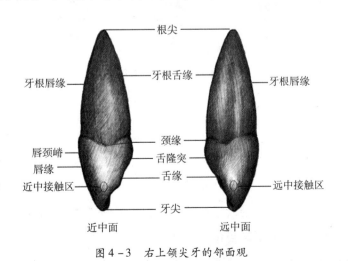

图 4 - 3 右上颌尖牙的邻面观

4. 牙尖（dental cusp） 由4条嵴和4个斜面组成。4条嵴分别是近中牙尖嵴、远中牙尖嵴、唇轴嵴和舌轴嵴，并汇合成牙尖顶。4个斜面分别是近中唇斜面、远中唇斜面、近中舌斜面和远中舌斜面。远中唇斜面明显大于近中唇斜面。唇面观，牙尖顶略偏近中；侧面观，牙尖顶位于牙体长轴唇侧。（图4-4）

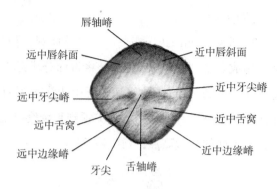

图4-4 右上颌尖牙的牙尖观

（二）牙根（dental root）

单根，粗壮，根长约为冠长的两倍，为全口牙中最长者。牙根唇舌径大于近、远中径，近、远中根面有浅的纵形凹陷。根颈1/3横切面为卵圆三角形。根尖略偏向远中。

二、下颌尖牙（mandibular canine）

下颌尖牙（图4-5）与上颌尖牙基本相似，但牙冠较窄而细长，发育不如上颌尖牙显著。

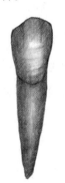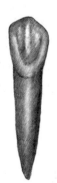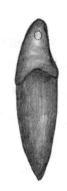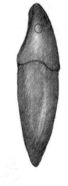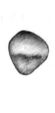

图4-5 右侧下颌尖牙

（一）牙冠（dental crown）

1. 唇面（labial surface） 似狭长五边形，切颈径明显大于近、远中径。位于唇轴嵴两侧的近、远中唇斜面均圆滑。近中缘长而直，远中缘短而圆突。近中斜缘短，约占唇面宽度的1/3，远中斜缘长，约占唇面宽度的2/3，两斜缘的交角大于90°，牙尖明显偏近中。从唇面观察，牙冠的近中缘与牙根的近中缘相续约成直线。唇轴嵴、发育沟不如上颌尖牙明显。外形高点位于唇颈嵴处。

2. 舌面（lingual surface） 与唇面相似，小于唇面，略凹。舌轴嵴不如上颌尖牙明显,仅在切 1/3 处较突。近、远中舌面窝均为狭长的圆三角形。外形高点位于舌隆突处。

3. 邻面(proximal surface） 呈狭长三角形,冠与根的唇缘相连呈弧形。近中面大而平,接触区位于切 1/3 的近切角处;远中面短而突,接触区位于中 1/3 离切角稍远处,且偏舌侧。近中颈曲度大于远中颈曲度。

4. 牙尖(dental cusp） 不如上颌尖牙突显。近中轴面角锐利,远中轴面角圆钝,近远中缘的长度差小于上颌尖牙。远中轴面角比近中轴面角更靠近舌侧,唇缘远中舌倾更显著。唇面观,牙尖顶明显偏近中;侧面观,牙尖顶位于牙体长轴上或者稍偏舌侧。

(二)牙根（dental root）

单根,扁圆细长,近、远中根面上有较浅的纵形凹陷。近中根面与牙冠近中面几乎在同一平面上。根颈 1/3 处横切面为扁圆形,根尖偏向远中。

三、上颌尖牙与下颌尖牙的区别

1. 整体观:上颌尖牙体积较大,下颌尖牙体积较小。

2. 牙冠唇面观:上颌尖牙的牙冠宽大,唇轴嵴、唇颈嵴明显;下颌尖牙的牙冠窄长,唇轴嵴、唇颈嵴不明显。上颌尖牙牙冠唇面近中缘长而外展,下颌尖牙牙冠唇面近中缘更长且与牙根近中缘几乎相续呈直线。

3. 牙冠舌面观:上颌尖牙舌轴嵴和舌隆突较明显,舌面窝较深;下颌尖牙则不明显,舌面窝较浅平。

4. 牙冠邻面观:上颌尖牙牙尖顶位于牙体长轴唇侧,下颌尖牙牙尖顶位于牙体长轴或稍偏舌侧。上颌尖牙牙冠与牙根的唇缘相连不成弧线,下颌尖牙牙冠与牙根的唇缘相连成弧线。

5. 牙尖:上颌尖牙近中斜缘与远中斜缘相交近似直角,下颌尖牙成钝角。上颌尖牙牙尖顶略偏近中,下颌尖牙牙尖顶明显偏近中。

6. 牙根:上颌尖牙牙根粗壮而直,较圆,牙根颈部横切面为卵圆三角形;下颌尖牙牙根细长,牙根颈部横切面为扁圆形。

任务二　平面形态——右上颌尖牙
牙体描绘（放大 2 倍）

一、目的要求

1. 通过绘图进一步掌握上颌尖牙的解剖形态特点。

2. 学会右上颌尖牙牙体平面形态绘制的方法。

二、实训内容

描绘右上颌尖牙的 4 个轴面（唇面、舌面、近中面、远中面）和 1 个牙尖的牙体形态。

三、实训器材

透明三角尺、直尺、黑色 2B 铅笔、红蓝铅笔、坐标纸、右上颌尖牙模型、图谱。

四、方法和步骤

1. 将上颌尖牙各部位尺寸放大 2 倍（表 4 - 1）。

表 4 - 1　上颌尖牙各部位尺寸参考值（单位：mm）

上颌尖牙	冠长	根长	冠宽	颈宽	冠厚	颈厚	近中颈曲度	远中颈曲度
平均值	10.0	17.0	7.5	5.5	8.0	7.0	2.5	1.0
放大 2 倍值	20.0	34.0	15.0	11.0	16.0	14.0	5.0	2.0

2. 描绘唇面形态（图 4 - 6）：

（1）确定范围

①冠根分界线和牙体中线：用铅笔在坐标纸上先画出冠根分界线 b，然后画出与其相垂直的中线 d。

②确定冠长、根长、冠宽和颈宽：根据冠长（20.0 mm）、根长（34.0 mm）用铅笔画出 a、c 两条与 b 平行的线，根据冠宽（15.0 mm）、颈宽（11.0 mm）分别作出冠宽线和颈宽线。（数据来源于表 4 - 1）

（2）定点（7个点）

①确定近、远中接触点：画出牙冠唇面切颈方向三等分线，在冠长的切1/3与中1/3交界处找出近中接触区，用"×"标出；在冠长的1/2略偏颈部处找出远中接触区，用"×"标出。

②确定近、远中颈曲线的最凹点：根据近中颈曲度（5.0 mm）、远中颈曲度（2.0 mm）和颈宽（11.0 mm），确定近、远中颈曲线的最凹点，用"×"标出。

③确定颈线最凸点：在冠根分界线的中点处确定颈线最凸点，用"×"标出。

④确定牙尖点：在冠宽1/2略偏近中处确定牙尖点，用"×"标出。

⑤确定根尖点：在c线上中线略偏远中确定根尖点，用"×"标出。

（3）连线：绘出唇面的冠根外形。根据上颌尖牙唇面冠根外形特点，唇面似圆五边形，唇轴嵴将唇面分成两个斜面并有两条发育沟，牙尖偏近中，近中斜缘与远中斜缘交角为90°，牙根粗壮而直，根尖偏向远中，绘出唇面的冠根外形轮廓。

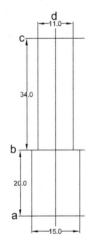 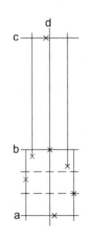 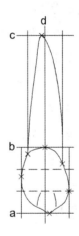

图4-6 描绘唇面形态

3. 描绘舌面形态（图4-7）：

①用与描绘唇面形态相同的方法描绘出舌面外形轮廓。

②描绘舌窝外形的轮廓：在舌面的中央自牙冠中1/3向牙尖方向绘出一个"V"字形的舌窝形态，其宽度占牙冠近远中径的1/2。

③描绘边缘嵴：近、远中边缘嵴分别位于舌窝的近、远中，其宽度各占牙冠近远中径的1/4。

④描绘舌轴嵴：自牙尖顶向颈部，绘出舌轴嵴的形态，使之将舌窝分为较小的近中窝和较大的远中窝两部分。

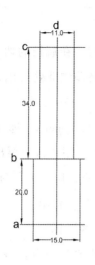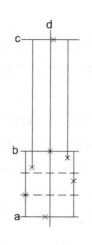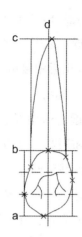

图 4 - 7　描绘舌面形态

4. 描绘近中面形态（图 4 - 8）：

（1）确定范围

①冠根分界线和牙体中线：用铅笔在坐标纸上先画出冠根分界线 b，然后画出与其相垂直的中线 d。

②确定冠长、根长、冠厚和颈厚：根据冠长（20.0 mm）、根长（34.0 mm）用铅笔画出 a、c 两条与 b 平行的线，根据冠厚（16.0 mm）、颈厚（14.0 mm）分别作出冠厚线和颈厚线。（数据来源于表 4 - 1）

（2）定点（7 个点）

①确定唇、舌面外形高点：画出牙冠近中面切颈方向三等分线，在冠长的近颈1/9处找出唇面外形高点，用"×"标出；在冠长的近颈 1/6 处找出舌面外形高点，用"×"标出。

②确定唇、舌面颈缘点：在 b 线上找到颈宽点，分别用"×"标出。

③确定牙尖点：在 a 线上冠厚的 1/2 略偏唇侧处找出牙尖点，用"×"标出（切端点位于牙体长轴的唇侧）。牙尖厚度为 2.25 ~ 3.0 mm。

④确定颈线最凹点：根据近中颈曲度（5.0 mm），找出近中颈曲线与中线的交点，用"×"标出。

⑤确定根尖点：在 c 线上中线略偏唇侧确定根尖点，用"×"标出。

（3）连线：绘出近中面的冠根外形。根据上颌尖牙近中面冠根外形特点，唇颈嵴较突，舌窝、舌面隆突较显著，描绘出近中面的冠根外形轮廓。

5. 描绘远中面形态：远中面形态的描绘方法与近中面大致相同，不同之处只是颈曲度为 2.0 mm，远中面较近中面短小而突出（图 4 - 9）。

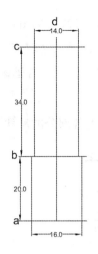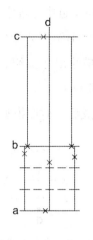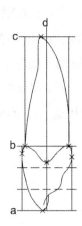

图 4-8　描绘近中面形态

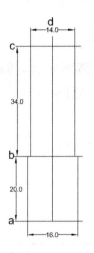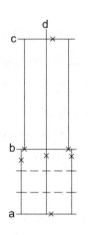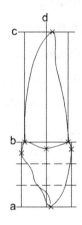

图 4-9　描绘远中面形态

6. 描绘牙尖形态（图 4-10）：

（1）确定范围

①作出互相垂直的两条虚线：用铅笔在坐标纸上先画出近远中向的中线 b，然后画出与其相垂直的唇舌向中线 d。

②确定冠宽、冠厚：根据冠宽（15.0 mm）、冠厚（16.0 mm）画出长方形，确定冠宽、冠厚。（数据来源于表 4-1）

（2）定点（4 个点）

①确定近、远中面外形高点：在冠厚的唇 1/3 与中 1/3 交界处，找出近中接触区，用"╳"标出；在冠厚 1/2 略偏唇侧处找出远中接触区，用"╳"标出。

②确定唇、舌面外形高点：在冠宽 1/2 略偏近中处确定唇面外形高点，用"╳"标出；在冠宽 1/2 处确定舌面外形高点，用"╳"标出。

③确定牙尖点：在冠宽的1/2略偏近中处确定牙尖点，用"×"标出。

（3）连线：绘出牙尖形态。根据上颌尖牙牙尖外形特点，唇颈嵴较突、牙尖嵴在牙体长轴的唇侧并接近牙体长轴，描绘出牙尖嵴、舌面隆突、舌窝、舌轴嵴和边缘嵴的外形轮廓。牙尖厚度为2.25~3.0 mm。

7. 完成描绘　各面形态初步完成后，对照模型、图谱检查各部分的尺寸。

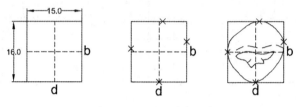

图4-10　描绘牙尖形态

五、注意事项

1. 必须熟悉上颌尖牙的解剖形态，严格按照比例进行描绘。

2. 近远中面接触区、唇舌面外形高点、近远中颈曲度、切端等定点要准确。

3. 上颌尖牙唇面绘图时，牙尖稍偏近中，牙尖高度不超过冠长的1/3。

4. 在唇面形成唇轴嵴及两斜面时，应注意其位置。

5. 绘图使用的铅笔笔尖应尽量细，避免因绘图线太粗造成误差。

6. 连线要连续流畅，符合牙体外形轮廓特点。

六、考核评定

右上颌尖牙牙体描绘（放大2倍）

序号	考核内容	评分标准	配分	得分
1	描绘唇面形态	数据测量无误、定点准确、连线流畅，线条均匀清晰，唇面形态把握准确	20	
2	描绘舌面形态	数据测量无误、定点准确、连线流畅，线条均匀清晰，舌面形态把握准确	20	
3	描绘近中面形态	数据测量无误、定点准确、连线流畅，线条均匀清晰，近中面形态把握准确	20	
4	描绘远中面形态	数据测量无误、定点准确、连线流畅，线条均匀清晰，远中面形态把握准确	20	
5	描绘牙尖形态	数据测量无误、定点准确、连线流畅，线条均匀清晰，牙尖形态把握准确	20	
合计			100	

任务三　立体形态——等倍大右上颌尖牙石膏牙雕刻

一、目的要求

1. 通过对等倍大右上颌尖牙石膏牙的雕刻，牢固掌握其解剖形态及生理特点。

2. 掌握牙冠各轴面外形高点的确定和描绘方法。

3. 掌握牙冠切缘的确定和描绘方法。

4. 掌握牙冠各面轮廓线的描绘方法。

5. 掌握石膏牙的雕刻方法、步骤和操作技术。

6. 掌握石膏牙雕刻工具的使用方法和注意事项。

二、实训内容

1. 雕刻成形等倍大右上颌尖牙石膏牙框架。

2. 雕刻成形等倍大右上颌尖牙石膏牙二面体。

3. 雕刻成形等倍大右上颌尖牙石膏牙四面体。

4. 雕刻成形等倍大右上颌尖牙石膏牙多面体。

5. 雕刻成形等倍大右上颌尖牙石膏牙四面。

6. 精修完成等倍大右上颌尖牙石膏牙的雕刻。

三、实训器材

1.5 cm×1.5 cm 石膏棒、右上颌尖牙牙形尺、牙体线图（图 4 – 11）、牙体浮雕图（图 4 – 12）、牙体雕刻多面体图（图 4 – 13），直尺、铅笔、红蓝铅笔、橡皮，石膏切刀、雕刻刀，一盆清水、小毛巾，垫板、牙刷、爽身粉等。

四、方法和步骤

（一）石膏框架成形

1. 描绘框架及标志物

方法：参考图 4 – 14，把牙体规格及外形高点、邻接点、牙尖冠根分界线及 4 个轴面的中轴用耐水铅笔转移到石膏棒上。

要求：上述标志物应尽可能精确。

2. 石膏框架切削成形

方法：用石膏切刀从唇舌面或近、远中面入手切削均可。先修整两侧，再修整另两侧。如有必要，可预先在石膏棒上记录方位（颊面、舌面、近中面、远中面）。底座四周应平整。

要求：切削成形的框架应与牙体规格一致。

3. 刻入中轴、冠根分界线

方法：为防止后续操作中标志线消失，用小雕刻刀在 4 个轴面刻入中轴、冠根分界线。沟痕宜浅，不宜过深。

要求：刻入的中轴需与描记的中轴一致。

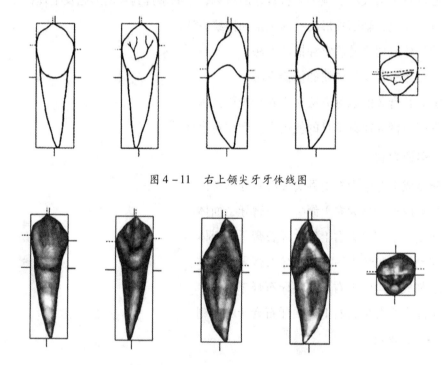

图 4-11　右上颌尖牙牙体线图

图 4-12　右上颌尖牙牙体浮雕图

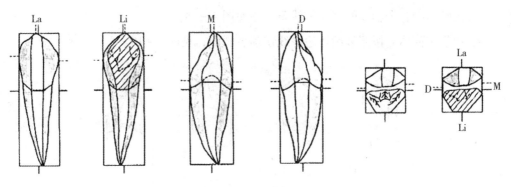

图 4 – 13　右上颌尖牙牙体雕刻多面体图

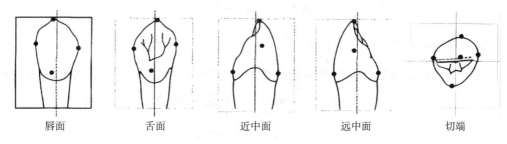

<table>
<tr><td>唇面</td><td>舌面</td><td>近中面</td><td>远中面</td><td>切端</td></tr>
</table>

图 4 – 14　右上颌尖牙各面外形高点

（二）二面体成形

1. 描绘近、远中面牙体形态，参照图 4 – 15。

2. 近、远中面轮廓的成形。

（三）四面体成形

1. 描绘唇面形态　参照图 4 – 16。

2. 唇面轮廓的成形　参照图 4 – 16。

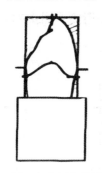
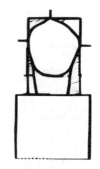
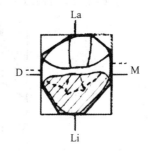

图 4 – 15　右上颌尖牙近中面　　图 4 – 16　右上颌尖牙唇面　　图 4 – 17　右上颌尖牙切面观

（四）多面体成形

通过图 4 – 17，可以了解切面观多面体与切缘线图的位置关系。原则上，多面体的各个轴面角略大于切面观线图；在切面观的其他位置，多面体线条与线图基本重叠。

1. 正确描绘各个轴面的多面体线条，参照图 4 – 13。

2. 切削多面体　按照多面体边缘线切削各斜面，见图 4 – 18。

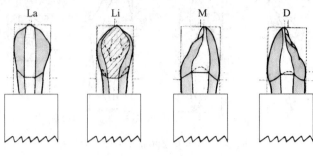

图 4 – 18　切削多面体

（五）唇面成形

唇面成形的操作范围包括唇面牙根成形（至牙根的近、远中轴面外形最突处连线）、唇面颈缘突度成形、唇面中 1/3 成形、近唇轴面角成形、远唇轴面角成形。

1. 唇面牙根成形

方法：假想牙根的形态为圆三角形，用小雕刻刀修整唇侧牙根形态（至牙根的近、远中轴面外形最突处连线处）。

2. 形成唇面颈缘突度。

3. 形成唇面中 1/3 外形

要求：从近、远中面观察唇侧，需呈三面体。唇侧近、远中缘应呈丰满的"U"字形。在切缘面观，唇面轴嵴不能过锐，需与唇侧近、远中缘流畅衔接。

4. 形成唇面近、远中缘

要求：从切缘面观察，近唇轴面角锐利，远唇轴面角圆钝。在切缘面观，唇侧近中缘高于远中缘。唇侧近、远中缘需与唇侧颈缘及唇侧轴嵴流畅衔接（图 4 – 19）。

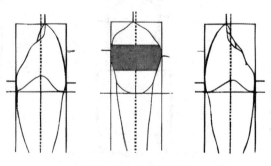

图 4 – 19　唇面成形

（六）近中面成形

方法：在石膏牙的舌面描绘近中边缘嵴。用小雕刻刀从近唇轴面角起，沿邻接点下方向舌侧平直内收，直到舌侧近中边缘嵴附近。牙根需与牙冠流畅衔接。参照图4－20。

要求：此时不得切除舌侧近中边缘嵴和邻接点。近中邻接点上方暂不内收。近中面需与唇侧流畅衔接。

（七）远中面成形

方法：在石膏牙的舌面描绘远中边缘嵴。用小雕刻刀从远唇轴面角起，沿邻接点下方向舌侧呈弧形内收，内收到舌侧远中边缘嵴附近。

要求：此时不得切除舌侧远中边缘嵴和邻接点。远中邻接点上方暂不内收。远中面需与唇侧流畅衔接，牙根需与牙冠流畅衔接（图4－19）。

（八）舌面嵴成形

1. 舌面近、远中边缘嵴和舌轴嵴的成形　参照牙体线图（图4－11）和牙体浮雕图（图4－12）。

2. 切缘成形

要求："鸟翅"形实线为切嵴，虚线为切缘最厚处。近中切角锐利，远中切角圆钝。舌侧近中边缘嵴的起源高于舌侧远中边缘嵴的起源。在切缘面观，唇侧切1/3的近中为唇侧1/3最突处，原则上唇侧切1/3的近中除轴面角外不能切削过多。切缘和中轴的位置关系需正确。正确表现切缘的厚度，调整切端的外形，即牙尖嵴的外形。

（九）舌隆突和牙根成形

方法：参照牙体浮雕图（图4－12）判断舌隆突的大小，在舌隆突下方的左右两侧各画一条线。沿该线切削过剩的石膏。从切缘面观察舌隆突的大小，正确形成舌隆突的形态。参照近中面、远中面、舌面线图及浮雕图，正确形成牙根形态。

要求：舌隆突需与牙根流畅衔接。舌隆突需与近、远中面流畅衔接。正确控制舌隆突的范围，不能过大或过小、过厚或过薄。舌隆突需与舌侧近中边缘嵴、远中边缘嵴、舌轴嵴、近中牙颈线、远中牙颈线流畅衔接。舌窝不宜过深。

（十）牙颈线成形

方法：参照牙体线图（图4－11）和牙体浮雕图（图4－12）上牙颈线与冠根分界线的位置关系，将其描绘到石膏牙上。用小雕刻刀的刀腹沿该线勾勒成形。用小雕刻刀沿舌隆突下方形成舌侧牙颈突度。用铅笔在石膏牙上描绘牙颈线，经检查无误后，再次用小雕刻刀的刀腹勾勒舌侧牙颈线。

要求：近中牙颈线高，远中牙颈线低。唇侧牙颈线不得低于舌侧，至少需平齐。牙颈线各处的宽度、深度需协调一致、流畅衔接。如各轴面角处的牙颈线无法正常衔接，表明该轴面角的形态不协调，需先修改轴面角。

（十一）唇面发育沟的成形

方法：把唇侧发育沟阴影处的形态描绘到石膏牙上。用雕刻刀的刀腹，沿该线范围修整。发育沟切龈向中部的凹陷略大，切缘处的凹陷略小。发育沟的凹陷需与其周围的突出部分流畅衔接。

要求：凹陷的深度不宜过大，也不宜过小。靠近唇侧中 1/3 处发育沟的尖端由深变窄、变浅。凹陷不得损坏唇侧近、远中缘和两条发育沟之间隆起的形态。唇侧发育沟不得损坏唇侧牙颈突度。通过唇侧发育沟，有效地衬托牙颈突度和唇侧外形高点。

（十二）提交作品的准备

同等倍大右上颌中切牙石膏牙雕刻。

五、注意事项

同等倍大右上颌中切牙石膏牙雕刻。

六、考核评定

等倍大右上颌尖牙石膏牙雕刻

序号	考核内容	评分标准	配分	得分
1	唇面形态	近似圆五边形，切颈径大于近远中径；近中缘稍长，远中缘短凸；牙尖略偏近中。颈缘呈弧形。唇轴嵴将唇面分为 2 个斜面，近唇斜面较小而突，远唇斜面较大而平，并向远中舌侧倾斜。两条纵行发育沟长而显著。外形高点位于唇颈嵴	20	
2	舌面形态	似唇面，略小，由"二窝五嵴一突"构成。远中舌窝大于近中舌窝。远中边缘嵴较近中边缘嵴短而突。外形高点舌隆突显著	20	
3	邻面形态	似矮三角形，较中切牙短而突出。远中面比近中面突而短小。牙颈线弧度较上颌中切牙低平。近中面接触区位于切 1/3 与中 1/3 交界处；远中面接触区位于中 1/3 的中间处，且偏舌侧。牙尖的位置：牙尖顶位于牙体长轴唇侧	20	

（续表）

序号	考核内容	评分标准	配分	得分
4	牙尖形态	由4条嵴和4个斜面组成。远中唇斜面明显大于近中唇斜面。唇面观，牙尖顶略偏近中；侧面观，牙尖顶位于牙体长轴唇侧	10	
5	颈缘线	颈缘线清晰准确	10	
6	整体情况	基底平整，比例协调，表面光亮、无台阶、无刻痕	10	
7	素质考核	工作台卫生整洁，节约耗材、无浪费	10	
合计			100	

七、思考题

1. 雕刻尖牙切缘有哪些注意事项？

2. 雕刻时如何表现唇侧的发育沟？

3. 为何上颌尖牙的舌隆突很发达？

4. 为何上颌尖牙远中邻接点的位置很高？

任务四　立体形态——三倍大右上颌尖牙蜡块雕刻

一、实训目的

通过对上颌尖牙牙体外形的雕刻，掌握该牙的解剖形态及生理特点；熟悉上颌尖牙雕刻的方法与步骤，以及操作技术和工具的正确使用。

二、实训用品

白蜡块（85 mm×35 mm×25 mm）、雕刻刀、直尺、红蓝铅笔、垫板。

三、操作步骤

1. 复习　复习上颌尖牙各部位的数值。

2. 初步形成唇舌面　取白蜡块一面为唇面，根据放大 3 倍的数据，画出上颌尖牙全长、冠宽和颈宽的双边长方形，然后画一条冠宽的垂直平分线，再在长方形内标出冠长、根长、冠宽、颈宽和颈曲线高度，画出唇面外形线。然后从垂直方向逐步切除近中面和远中面多余的蜡块。留下的蜡形可比唇面稍大 1 mm，以便修改。

3. 初步形成近、远中面　按冠厚、颈厚和颈曲线高度，画出近、远中面外形线。注意切嵴、根尖与牙体长轴的关系。按近中面所绘图形，从垂直方向去除唇、舌面多余的蜡，形成近、远中面轮廓。

4. 形成唇面的唇轴嵴及两斜面　将牙冠唇面用雕刻刀进行刮削，使唇面切 2/3 的部分出现近、远中两个斜面及唇轴嵴。

5. 形成舌面的窝和嵴　将牙冠舌面用雕刻刀进行刮削，雕出两个舌窝、舌轴嵴和近远中边缘嵴和牙尖嵴。

6. 完成雏形　在此基础上完成舌面和远中面的雕刻，使唇面略大于舌面，近中面略大于远中面，削去各面多余的蜡，初步形成尖牙的轮廓外形。将各轴面角刮圆钝，并完成各轴面的合适外形高度及接触点。

7. 绘出颈缘曲线　在各面上绘出颈缘曲线，近中颈曲度大于远中颈曲度，完成颈部雕刻，使牙冠在颈缘处较牙根在此处稍圆而凸出。

8. 修整完成　雕出舌面窝、舌轴嵴、唇面发育沟，仔细检查各部分尺寸，精修完成。

四、考核评定

三倍大右上颌尖牙蜡块雕刻

序号	考核内容	评分标准	配分	得分
1	唇面形态	近似圆五边形，切颈径大于近远中径；近中缘稍长，远中缘短凸；牙尖略偏近中。颈缘呈弧形。唇轴嵴将唇面分为2个斜面，近唇斜面较小而突，远唇斜面较大而平，并向远中舌侧倾斜。两条纵行发育沟长而显著。外形高点位于唇颈嵴	20	
2	舌面形态	似唇面，略小，由"二窝五嵴一突"构成。远中舌窝大于近中舌窝。远中边缘嵴较近中边缘嵴短而突。外形高点舌隆突显著	20	
3	邻面形态	似矮三角形，较中切牙短而突出。远中面比近中面突而短小。牙颈线弧度较上颌中切牙低平。近中面接触区位于切1/3与中1/3交界处；远中面接触区位于中1/3的中间处，且偏舌侧。牙尖的位置：牙尖顶位于牙体长轴唇侧	20	
4	牙尖形态	由4条嵴和4个斜面组成。远中唇斜面明显大于近中唇斜面。唇面观，牙尖顶略偏近中；侧面观，牙尖顶位于牙体长轴唇侧	10	
5	颈缘线	颈缘线清晰准确	5	
6	牙根形态	单根，粗壮，根长约为冠长的两倍。唇舌径大于近、远中径，近、远中根面有浅的纵形凹陷	5	
7	整体情况	比例协调，表面光亮、无台阶、无刻痕	10	
8	素质考核	工作台卫生整洁，节约耗材、无浪费	10	
合计			100	

五、思考题

1. 雕刻尖牙唇、舌轴嵴时应注意哪些问题？

2. 尖牙唇舌面的形状与切牙有何不同？

任务五　立体形态——左上颌尖牙蜡牙冠雕刻

一、目的要求

1. 通过雕刻左上颌尖牙蜡牙冠，掌握上颌尖牙牙冠的解剖形态。

2. 掌握上颌尖牙蜡牙冠的雕刻方法和步骤。

3. 熟悉基托蜡的性能及使用方法。

二、实训内容

1. 练习雕刻蜡牙的基本方法。

2. 练习雕刻左上颌尖牙的蜡牙冠。

三、实训器材

全口 1∶1 石膏牙列模型、基托蜡、切削刀、雕刻刀、酒精灯、红蓝铅笔、棉花等。

四、方法和步骤

1. 检查石膏牙列模型的完整性　取牙尖交错位，用红蓝铅笔分别在上下颌石膏模型的中线、尖牙、第二磨牙处画纵形的咬合标志线，以便在操作过程中随时检查咬合关系（图 4 - 20）。

2. 削去左上颌尖牙部分模型　用切削刀将模型上的左上颌尖牙的牙冠刻去（注意不要损伤邻牙），并做修整，使其形成比较自然的缺牙形态，中央略凹（图 4 - 21）。

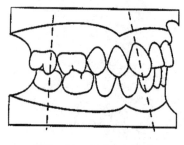

图 4 - 20　画咬合标志线

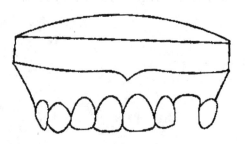

图 4 - 21　削去左上颌尖牙部分模型

3. 安装蜡块　取约 15 mm×80 mm 的基托蜡条，在酒精灯上均匀烤软，捏成适当的形状插入缺隙区。趁蜡尚软时，按模型上牙尖交错位关系的咬合标记，将上下模型对准咬紧。待蜡冷却后打开上下颌模型，用雕刻刀修去唇、舌面多余的蜡，并将蜡刀烤热后插入蜡型基底部和邻接点区域，使该处与模型能够密切贴合。

4. 确定冠长、冠宽、冠厚及楔状隙和邻间隙　以缺隙的近远中径及龈乳头为界，削去多余的蜡定出冠宽；再以邻牙唇、舌面外形高点为界，削去多余的蜡定出冠厚；以邻牙水平为界，削去高出上颌第一前磨牙颊尖以外的多余蜡，定出冠长。然后用雕刻刀初步形成唇、舌、切楔状隙和邻间隙（图 4-22，4-23）。

5. 初步雕刻蜡牙冠形态　根据牙尖交错的咬合标志，并参照对侧上下尖牙咬合关系，定出上颌尖牙牙尖的正确位置，结合上颌尖牙唇、舌面的解剖形态，初步形成上颌尖牙蜡牙冠形态。

6. 完成蜡牙的雕塑　细致雕塑出牙冠形态，要求与对侧的同名牙、邻牙的位置和形态相协调，颈缘线的位置与前后邻牙相一致。细致雕刻牙冠形态，与对颌牙有适当的接触，形成适当的唇、舌、切楔状隙和邻间隙。经仔细检查合乎要求后，用酒精喷灯烤光滑蜡牙冠的表面，或者用棉花擦光表面。完成的蜡牙冠应该具备以下解剖特点：

（1）唇面：呈圆五边形，近中斜缘短，远中斜缘长，牙尖偏近中，近远中斜缘在牙尖顶交角 90°，唇轴嵴的两侧各有一条发育沟，外形高点在颈 1/3 与中 1/3 交界处。

（2）舌面：舌面稍小，舌轴嵴将舌窝分成较小的近中窝和较大的远中窝，舌面隆突显著。外形高点位于颈 1/3 处。

（3）牙尖：牙尖位于牙体长轴的唇侧，牙尖略偏近中。

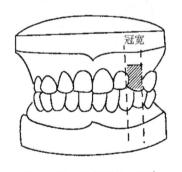

图 4-22　确定冠长、冠宽

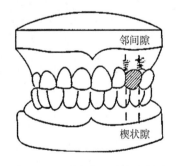

图 4-23　确定楔状隙和邻间隙

五、注意事项

同左上颌中切牙蜡牙冠雕刻。

六、考核评定

左上颌尖牙蜡牙冠雕刻

序号	考核内容	评分标准	配分	得分
1	唇面形态	呈圆五边形，近中斜缘短，远中斜缘长，牙尖偏近中，近远中斜缘在牙尖顶交角90°，唇轴嵴的两侧各有一条发育沟，外形高点在颈1/3与中1/3交界处	20	
2	舌面形态	似唇面，略小，由"二窝五嵴一突"构成。远中舌窝大于近中舌窝。远中边缘嵴较近中边缘嵴短而突。外形高点舌隆突显著	20	
3	邻接关系	邻接关系正确，接触点位置正确	20	
4	牙尖形态	由4条嵴和4个斜面组成。远中唇斜面明显大于近中唇斜面。唇面观，牙尖顶略偏近中；侧面观，牙尖顶位于牙体长轴唇侧	20	
5	整体情况	表面光亮、无台阶、无刻痕	10	
6	素质考核	安全、正确使用酒精灯；工作台卫生整洁，节约耗材、无浪费	10	
合计			100	

■ ■ ■　　项目小结　　■ ■ ■

　　本项目旨在通过对上下颌尖牙牙体解剖形态的学习，掌握尖牙的具体形态，能够对比分析上下颌尖牙的异同，准确把握其特征，为理解尖牙的应用和牙体雕刻打下坚实基础。本项目通过对右上颌尖牙牙体形态的描绘、等倍大右上颌尖牙的石膏牙雕刻和三倍大右上颌尖牙蜡块牙雕刻以及可塑材料的牙塑形，旨在使学生更进一步掌握尖牙的牙体解剖形态与表面解剖标志，锻炼牙体雕刻和牙体塑形的技能，为牙体形态恢复和牙体塑形奠定坚实的基础。

练习题

　　1. 上下颌尖牙有哪些解剖学特征？
　　2. 上下颌尖牙有哪些区别？

项目五 前磨牙类的解剖形态

【项目目标】

素质目标：

1. 具有严谨求实的治学态度、高度负责的敬业精神、精益求精的工作作风。

2. 具有一定的辩证思维能力和理论联系实际的能力。

3. 具有局部与整体相统一、人体整体性的思想观点。

4. 具有安全意识、节约意识和团队协作精神。

知识目标：

1. 掌握前磨牙类的牙体解剖形态结构与表面标志。

2. 掌握上颌第一前磨牙牙体描绘的方法和步骤。

3. 掌握上颌第一前磨牙牙体雕刻的方法和步骤。

能力目标：

1. 能够正确区分上下左右8颗前磨牙。

2. 能够准确画出上颌第一前磨牙5个面的牙体形态平面图。

3. 能够熟练应用雕刻工具雕刻出上颌第一前磨牙的石膏模型。

4. 能够熟练应用雕刻工具雕刻出上颌第一前磨牙的蜡牙冠。

任务一　认识前磨牙类的解剖形态

前磨牙又称双尖牙，位于尖牙与磨牙之间，上、下、左、右共8个。位于尖牙远中者称第一前磨牙，位于第一前磨牙远中者称第二前磨牙。

前磨牙类的共同特点：①整体观：牙冠呈立方形，由4个轴面（颊面、舌面、近中面及远中面）和1个𬌗面组成，𬌗面有2个牙尖。牙根为单根或双根。②牙冠颊面：似尖牙唇面但较短小，外形高点在颊颈嵴处。③牙冠舌面：似颊面，但光滑而圆突，外形高点在舌面中1/3处。④牙冠邻面：呈四边形，近、远中面接触区均靠近𬌗缘偏颊侧处。⑤𬌗面：有颊、舌2个牙尖或3个牙尖（下颌第二前磨牙三尖型），颊尖均大于舌尖。除上颌第一前磨牙的颊尖偏向远中外，其余牙尖均偏近中。⑥牙根：一般为扁圆形单根，上颌第一前磨牙多为双根。⑦主要功能：协助尖牙穿刺食物和协助磨牙捣碎食物。

一、上颌第一前磨牙（maxillary first premolar）

上颌第一前磨牙位于尖牙的远中，在前磨牙类中体积最大，牙冠轮廓较显著，颊舌径大于近、远中径，牙根在根尖1/3处常分叉为颊、舌两根。

（一）牙冠（dental crown）

1. 颊面（buccal surface）　①总体观：与尖牙唇面相似，但较短小。②五个缘：近中缘稍长，近颈部稍凹，远中缘较短而突，颈缘呈弧形，近中斜缘长，远中斜缘短。③两个斜面：颊面中部有纵行的颊轴嵴与牙体长轴接近平行，将颊面分为近、远中两个斜面，且近颊斜面大于远颊斜面。④两条发育沟：在两个颊斜面上各有一条较明显的发育沟。两侧可见浅发育沟各一条，近中缘近颈部稍凹。⑤一个牙尖：颊尖偏远中，可借以区分左右。⑥外形高点：颊颈嵴呈弧形突出形成外形高点。（图5-1）

2. 舌面（lingual surface）　①总体观：小于颊面，似卵圆形，光滑而圆突。②缘：各边缘界限不明显。③牙尖：舌尖偏近中，较颊尖短小圆钝。④外形高点：在舌面中1/3处。（图5-2）

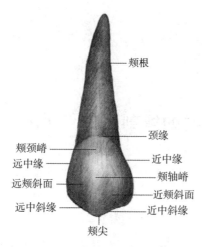

图 5-1　右上颌第一前磨牙的颊面观

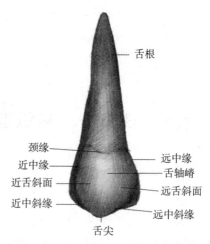

图 5-2　右上颌第一前磨牙的舌面观

3. 邻面（proximal surface）　①总体观：呈四边形，颈部最宽。②近中面：近颈部凹陷，在𬌗1/3处有来自𬌗面的近中沟跨过近中边缘嵴到近中面，接触区偏颊侧近𬌗缘。③远中面：较突，颈部平坦，接触区位于𬌗缘稍下偏颊侧。（图5-3）

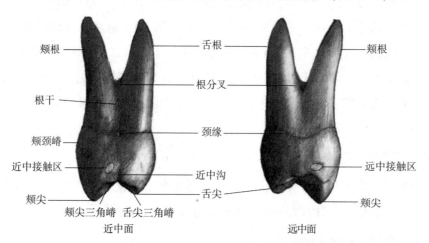

图5-3　右上颌第一前磨牙的邻面观

4. 𬌗面（occlusal surface）

①总体观：外形为轮廓显著的六边形，颊侧宽于舌侧，颊舌径大于近远中径。②牙尖：有颊、舌二尖，颊尖长而锐利，舌尖短而圆钝。③边缘嵴：有4条，即由颊边缘嵴、舌边缘嵴、近中边缘嵴和远中边缘嵴共同围成𬌗面，

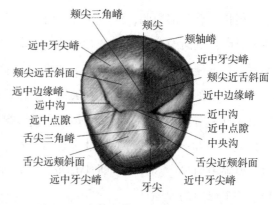

图 5-4　右上颌第一前磨牙的𬌗面观

颊边缘嵴宽于舌边缘嵴。其中颊边缘嵴和舌边缘嵴分别由颊、舌尖的近远中牙尖嵴组成，故𬌗面呈六边形。远中边缘嵴长于近中边缘嵴，近中边缘嵴有近中沟跨越。④三角嵴：有2条，颊尖三角嵴和舌尖三角嵴分别从颊、舌尖顶伸向𬌗面中央。颊尖三角嵴较长而尖锐，其三角嵴斜面大而陡峭；舌尖三角嵴较短而圆钝，其两侧三角嵴斜面小而低平。⑤窝：𬌗面中央凹陷成中央窝。⑥点隙：有2个，由颊、舌尖的三角嵴将中央窝分成近、远中两部分，底部形成近、远中点隙。⑦沟：有3条，在中央窝内有近、远中点隙相连接的沟，称中央沟；远中点隙向远中延伸至远中边缘嵴的内侧，为远中沟；近中点隙向近中延伸并跨越近中边缘嵴至近中面，称近中沟，是上颌第一前磨牙的特有解剖标志。（图5-4）

（二）牙根（dental root）

牙根多为双根，呈扁圆形，根的近、远中面自牙颈线以下至根分叉处有纵形凹陷，远中面凹陷较近中面深。大部分在根中1/3或根尖1/3处分为颊、舌二根，其中颊根较粗而长，舌根较细而短。也有少数为单根，其根的近中面凹陷较长。根尖部均弯向远中。根颈1/3处横剖面为长扁圆形。

二、上颌第二前磨牙（maxillary second premolar）

上颌第二前磨牙与上颌第一前磨牙基本相似，颊、舌尖大小相近为其主要解剖特点，还有下列特点（图5-5）：

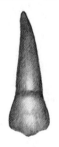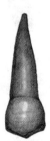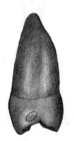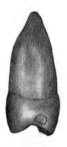

图5-5 右上颌第二前磨牙各面形态

（一）牙冠（dental crown）

1. 颊面（buccal surface） 似上颌第一前磨牙，牙颈部外形略宽。近、远中边缘嵴等长，近中牙尖嵴短，远中牙尖嵴长；颊尖圆钝、偏近中；发育沟不明显；外形高点在中1/3与颈1/3交界处的颊颈嵴。

2. 舌面（lingual surface） 与颊面大小相似或略小，舌尖圆钝、偏近中。外形高点在舌面中1/3处的舌轴嵴。

3. 邻面（proximal surface） 颈部较上颌第一前磨牙略宽而圆凸。近中面近颈部少有凹陷，无发育沟越过近中边缘嵴至近中面，接触区位于𬌗1/3的𬌗缘偏颊侧；远中面接触区位于近殆缘略偏颊侧。

4. 殆面（occlusal surface） 似卵圆六边形，颊舌径大于近远中径。颊缘、舌缘约相等，近、远中边缘嵴均相等；颊舌尖均偏向近中，是区别于上颌第一前磨牙主要解剖特征之一。颊、舌尖三角嵴较平坦，中央窝浅而小，发育沟不清晰，无发育沟延伸至邻面上；近、远中两点隙相距很近，中央沟短，近、远中沟不如上颌第一前磨牙清晰。

（二）牙根（dental root）

呈扁圆形，单根；近、远中根面有少许凹陷，多不分叉；根尖段钝而弯，偏远中。根颈 1/3 处横剖面为长椭圆形。

三、下颌第一前磨牙（mandibular first premolar）

为前磨牙类中体积最小者。该牙特点为：牙冠颊舌径与近远中径约相等，呈方圆形，颊面特大而舌面特小，颊尖特高而舌尖特低，殆面有横嵴为此牙特有的解剖标志。牙根均为单根。（图 5-6）

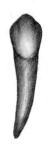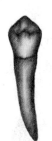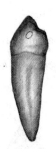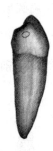

图 5-6 下颌第一前磨牙各面观

（一）牙冠（dental crown）

1. 颊面（buccal surface） 似下颌尖牙唇面，但较短小并从颈 1/3 处明显向舌侧倾斜，故颈部显突。近中缘较长而直，远中缘较短而突；颊尖大、高耸、尖锐，偏向近中，近中牙尖嵴较远中牙尖嵴短；颊轴嵴在颈 1/3 处明显；其两侧近、远中颊斜面平坦，各有一条浅的纵形发育沟。颊颈嵴呈新月形突起；外形高点位于中 1/3 与颈 1/3 交界处。

2. 舌面（lingual surface） 明显小于颊面，圆突短小，其面积约为颊面的 1/2。舌尖明显小于颊尖，短而圆钝，偏向近中；有时在殆缘近中侧有一条来自殆面的近中舌沟。外形高点在舌面中 1/3 的中部。

3. 邻面（proximal surface） 呈不规则的四边形或近似三角形，牙冠明显偏向舌侧，颊尖顶位于牙体长轴上。颊缘特长且颈部突出，舌缘特短，殆缘斜度较大。近中面宽大平坦，远中面小而圆突；近、远中面接触区均位于颊 1/3 与中 1/3 交界靠殆缘处。

4. 𬌗面（occlusal surface）　似圆三角形或卵圆形，颊缘明显宽于舌缘；颊尖高大，舌尖矮小，两尖均偏近中。颊尖三角嵴长，约占𬌗面的2/3，舌尖三角嵴短，均占𬌗面的1/3，两三角嵴横过𬌗面相连形成一条明显的嵴，称为横嵴，为该牙的重要解剖标志。横嵴将𬌗面窝分成较小的三角形近中窝和较大的长圆形远中窝。近、远中窝底部分别有近、远中点隙，近、远中点隙之间有较短且不是很明显的中央沟相连。近、远中沟不如上颌第一前磨牙清晰，有时近中沟延伸至舌面形成近中舌沟。

（二）牙根（dental root）

单根，扁而细长；颊侧较舌侧宽；根尖偏远中；近中面的根尖部常有分叉痕迹。根颈1/3处横剖面为扁椭圆形，根尖部略弯向远中。

下颌第一前磨牙可视为前后牙的过渡形式。下颌第一前磨牙具有4个轴面和1个𬌗面，有颊、舌尖和横嵴，像后牙，但颊舌尖间距较小，行使功能不如其他后牙；颊尖特别长，舌尖特别短小，又像尖牙。

四、下颌第二前磨牙（mandibular second premolar）

下颌第二前磨牙较下颌第一前磨牙大，牙冠外形呈方圆五边形，牙冠𬌗龈高度与近远中径和颊舌径几乎相等（冠长＝冠宽＝冠厚）为其主要解剖特点。（图5-7）

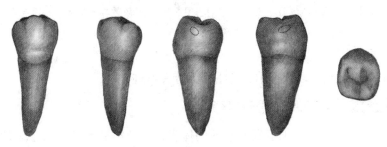

图5-7　下颌第二前磨牙各面观

（一）牙冠（dental crown）

1. 颊面（buccal surface）　呈方圆五边形，颈1/3较下颌第一前磨牙稍宽，近、远中缘约相等。颊尖圆钝，偏近中，颊轴嵴较突出，向舌侧倾斜角度较下颌第一前磨牙小。外形高点位于颈1/3的颊颈嵴处。

2. 舌面（lingual surface）　如为一个舌尖，则舌面与颊面约相等，舌尖较颊尖小，较圆突，舌尖偏近中；若为两舌尖，舌面宽于颊面，近中舌尖长而大，远中舌尖短而小，两舌尖之间有舌面沟至𬌗1/3处。外形高点位于舌面中1/3处。

3. 邻面（proximal surface）　牙冠直，为不规则的近似四边形；颊尖位于牙体长轴的颊侧，舌尖位于牙体长轴的舌侧，较颊尖低；近、远中面接触区均位于颊1/3与中 1/3 交界的𬌗缘下方。

4. 𬌗面（occlusal surface）　有两种类型（图 5 - 8）。

（1）两尖型：颊、舌两尖，𬌗面呈椭圆形，各点角约相等且圆钝，颊、舌两尖均偏向近中。颊、舌尖三角嵴将𬌗面窝分成近中窝和远中窝，近、远中窝底部有近、远中点隙；近、远中沟和中央沟形成"H"形或"U"形。"H"形约占 43%，"U"形约占 26%。

（2）三尖型：颊侧为 1 个牙尖，舌侧为 2 个牙尖，𬌗面呈方圆形，近中舌尖大于远中舌尖。颊尖三角嵴和两舌尖三角嵴将𬌗面窝分成中央窝、近中窝和远中窝三部分，中央窝、近中窝和远中窝底部有中央点隙和近、远中点隙，近、远中沟和舌沟形成"Y"形，约占 31%。𬌗面中央有时可见一小牙尖，称为中央尖或畸形中央尖（图 5 - 9）。

  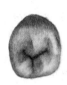 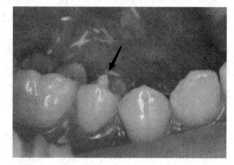

图 5 - 8　下颌第二前磨牙的𬌗面形态　　图 5 - 9　下颌第二前磨牙的𬌗面畸形中央尖

（二）牙根（dental root）

为扁圆形单根。根尖段偏远中，近中面无分叉痕迹。

五、上颌前磨牙与下颌前磨牙的区别

1. 上颌前磨牙的体积大于下颌前磨牙的体积；上颌第一前磨牙大于上颌第二前磨牙，下颌第一前磨牙小于下颌第二前磨牙。

2. 上颌前磨牙的牙冠颊舌径大于近、远中径，牙冠较窄长；下颌前磨牙两径约相等，牙冠较方圆。

3. 上颌前磨牙的牙冠较直，颊尖在牙长轴的颊侧；下颌前磨牙的牙冠向舌侧倾斜，颊尖明显倾向牙长轴的舌侧。

4. 上颌前磨牙颊、舌尖大小几乎相等，舌尖为功能尖，颊尖为非功能尖；下颌前磨牙颊尖明显大于舌尖，颊尖为功能尖，舌尖为非功能尖。

任务二 平面形态——右上颌第一前磨牙牙体描绘（放大2倍）

一、目的要求

1. 通过绘图进一步掌握上颌第一前磨牙的解剖形态特点。

2. 学会右上颌第一前磨牙牙体平面形态绘制的方法。

二、实训内容

描绘右上颌第一前磨牙的4个轴面（颊面、舌面、近中面、远中面）和1个𬌗面的牙体形态。

三、实训器材

透明三角尺、直尺、黑色2B铅笔、红蓝铅笔、坐标纸、右上颌第一前磨牙模型、图谱。

四、方法和步骤

1. 将上颌第一前磨牙各部位尺寸放大2倍（表5-1）。

表5-1 上颌第一前磨牙各部位尺寸参考值（单位：mm）

上颌第一前磨牙	冠长	根长	冠宽	颈宽	冠厚	颈厚	近中颈曲度	远中颈曲度
平均值	8.5	14.0	7.0	5.0	9.0	8.0	1.0	0.0
放大2倍值	17.0	28.0	14.0	10.0	18.0	16.0	2.0	0.0

2. 描绘颊面形态（图5-10）：

（1）确定范围

①冠根分界线和牙体中线：用铅笔在坐标纸上先画出冠根分界线 b，然后画出与其相垂直的中线 d。

②确定冠长、根长、冠宽和颈宽：根据冠长（17.0 mm）、根长（28.0 mm）用铅

笔画出 a、c 两条与 b 平行的线，根据冠宽（14.0 mm）、颈宽（10.0 mm）分别作出冠宽线和颈宽线。（数据来源于表 5 – 1）

（2）定点（7 个点）

①确定近、远中接触点：画出牙冠颊面𬌗颈方向三等分线，在冠长的近𬌗 2/5 处找出近中接触区，用"✕"标出；在冠长的近𬌗 1/3 处找出远中接触区，用"✕"标出，确定冠宽点。

②确定近、远中颈曲线的最凹点：根据近中颈曲度（2.0 mm）、远中颈曲度（0.0 mm）和颈宽（10.0 mm），确定近、远中颈曲线的最凹点，用"✕"标出。

③确定颈线最凸点：在冠根分界线的中点处确定颈线最凸点，用"✕"标出。

④确定颊尖点：在冠宽的远中 2/5 处确定牙尖点，用"✕"标出

⑤确定根尖点：在 c 线上中线略偏远中确定根尖点，用"✕"标出。

（3）连线：绘出颊面的冠根外形。根据上颌第一前磨牙颊面冠根外形特点，颊面似五边形，颊轴嵴将颊面分成两个斜面，牙尖偏远中，近中牙尖嵴长、远中牙尖嵴短，近中缘近颈部稍凹，牙根扁圆，根尖偏向远中，绘出颊面的冠根外形轮廓。

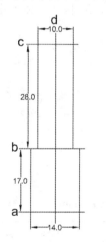 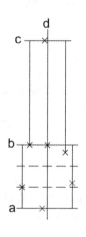 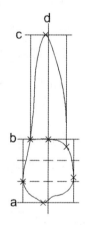

图 5 – 10 描绘颊面形态

3. 描绘舌面形态（图 5 – 11）：

用与描绘颊面形态相同的方法描绘出舌面外形轮廓。但是舌尖偏近中，舌尖点在冠宽的近中 2/5 与冠长的近𬌗 1/6 交界处。舌尖较颊尖短小圆钝，舌面小于颊面，绘图时注意同时绘出颊尖。

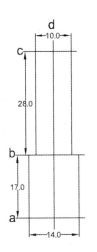 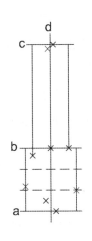 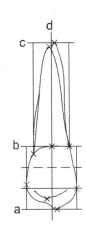

图 5 - 11 描绘舌面形态

4. 描绘近中面形态（图 5 - 12）：

（1）确定范围

①冠根分界线和牙体中线：用铅笔在坐标纸上先画出冠根分界线 b，然后画出与其相垂直的中线 d。

②确定冠长、根长、冠厚和颈厚：根据冠长（17.0 mm）、根长（28.0 mm）用铅笔画出 a、c 两条与 b 平行的线，根据冠厚（18.0 mm）、颈厚（16.0 mm）分别作出冠厚线和颈厚线。（数据来源于表 5 - 1）

（2）定点（11 个点）

①确定颊、舌面外形高点：画出牙冠近中面𬌗颈向三等分线，在冠长的近颈1/3处找出颊面外形高点，用"×"标出；在冠长的近颈2/5处找出舌面外形高点，用"×"标出。

②确定颊、舌面的颈缘点：在 b 线上找到颈宽点，分别用"×"标出。

③确定颊、舌牙尖点：在 a 线上冠厚的近颊 1/6 处找出颊尖点，用"×"标出；在冠长的近𬌗 1/6 与冠厚的近舌 1/6 交界处找出舌尖点，用"×"标出。

④确定𬌗缘最低点：在冠长的近𬌗 1/3 与冠厚 1/2 交界处找出𬌗面最低点（沟底），用"×"标出。

⑤确定颈线最凹点：根据近中颈曲度（2.0 mm），找出近中颈曲线与中线的交点，用"×"标出。

⑥确定根分叉点：在根长的近根尖 1/3 与颈厚的 1/2 交界处找出根分叉，用"×"标出。

⑦确定根尖点：在中线颊舌向分别确定颊舌根的根尖点，用"×"标出，舌根略短。

（3）连线：绘出近中面的冠根外形。根据上颌第一前磨牙近中面冠根外形特点，近中面颈部较凹陷，𬌗面的近中沟跨过近中边缘嵴到达该面，描绘出近中面的冠根外形轮廓。其中颊根较宽而粗长，舌根较细短。

5. 描绘远中面形态：远中面形态的描绘方法与近中面大致相同，不同之处只是颈曲度为0.0 mm，远中面较近中面小而圆突（图5-13）。

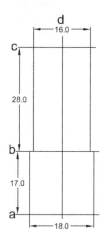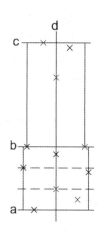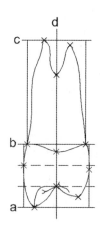

图5-12　描绘近中面形态

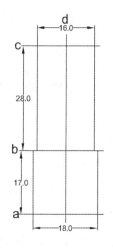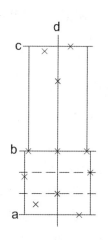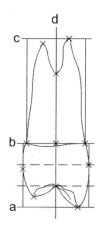

图5-13　描绘远中面形态

6. 描绘𬌗面形态（图5-14）：

（1）确定范围

①作出互相垂直的两条虚线：用铅笔在坐标纸上先画出近远中向的中线b，然后画出与其相垂直的唇舌向中线d。

②确定冠宽、冠厚：根据冠宽（14.0 mm）、冠厚（18.0 mm）画出长方形，确定冠宽、冠厚。（数据来源于表5-1）

（2）定点

①确定近、远中面外形高点：在冠厚的颊 2/5 处找出近中接触区，用"×"标出；在冠厚颊 1/3 处找出远中接触区，用"×"标出。

②确定颊、舌面外形高点：在冠宽的远中 2/5 处找出颊面外形高点，用"×"标出；在冠宽的近中 2/5 处找出舌面外形高点，用"×"标出。

（3）连线：绘出𬌗面形态。根据上颌第一前磨牙𬌗面的外形特点，描绘出𬌗面的六边形，颊、舌尖三角嵴、边缘嵴的走行方向，发育沟和副沟的轮廓图。中央沟的长度占冠宽的 1/3，边缘嵴的宽度为 1.0 ～ 2.0 mm。

7. 完成描绘　各面形态初步完成后，对照模型、图谱检查各部分的尺寸。

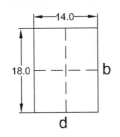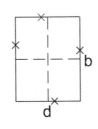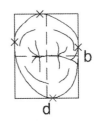

图 5 - 14　描绘𬌗面形态

五、注意事项

1. 必须熟悉上颌第一前磨牙的解剖形态，严格按照比例进行描绘。

2. 颈线最凸点、颊舌面外形高点、近远中面接触区、近远中颈曲度、牙尖等定点要准确。

3. 上颌第一前磨牙颊、舌面绘图时，颊尖稍偏远中，舌尖偏近中。舌尖较颊尖短小圆钝，舌面小于颊面，舌面绘图时注意同时绘出颊尖。

4. 绘图使用的铅笔笔尖应尽量细，避免因绘图线太粗造成误差。

5. 连线要连续流畅，符合牙体外形轮廓特点。

六、考核评定

右上颌第一前磨牙牙体描绘（放大 2 倍）

序号	考核内容	评分标准	配分	得分
1	描绘颊面形态	数据测量无误、定点准确、连线流畅，线条均匀清晰，颊面形态把握准确	20	
2	描绘舌面形态	数据测量无误、定点准确、连线流畅，线条均匀清晰，舌面形态把握准确	20	

（续表）

序号	考核内容	评分标准	配分	得分
3	描绘近中面形态	数据测量无误、定点准确、连线流畅，线条均匀清晰，近中面形态把握准确	20	
4	描绘远中面形态	数据测量无误、定点准确、连线流畅，线条均匀清晰，远中面形态把握准确	20	
5	描绘殆面形态	数据测量无误、定点准确、连线流畅，线条均匀清晰，殆面形态把握准确	20	
合计			100	

任务三　立体形态——三倍大右上颌
第一前磨牙石膏牙雕刻

一、目的要求

1. 通过对放大三倍右上颌第一前磨牙石膏牙的雕刻，牢固掌握其解剖形态及生理特点。

2. 掌握牙冠各面外形高点、邻接点的确定和描绘方法。

3. 掌握牙冠𬌗面各牙尖的确定和描绘方法。

4. 掌握牙冠各面轮廓线的描绘方法。

5. 熟悉石膏牙的雕刻方法、步骤和操作技术。

6. 熟悉石膏牙雕刻工具的使用方法和注意事项。

二、实训内容

1. 雕刻形成三倍大右上颌第一前磨牙石膏牙二面体。

2. 雕刻形成三倍大右上颌第一前磨牙石膏牙四面体。

3. 雕刻形成三倍大右上颌第一前磨牙石膏牙多面体。

4. 雕刻形成三倍大右上颌第一前磨牙石膏牙外形轮廓。

5. 精修完成三倍大右上颌第一前磨牙石膏牙的雕刻。

三、实训器材

三倍大石膏棒、三倍大右上颌第一前磨牙牙体线图（图 5 – 15）、三倍大右上颌第一前磨牙牙体浮雕图（图 5 – 16）、三倍大右上颌第一前磨牙牙体多面体切削图（图 5 – 17），直尺、铅笔、红蓝铅笔、橡皮，石膏切刀、雕刻刀，储水盆、小毛巾，垫板、牙刷等。

四、方法和步骤

（一）形成二面体

1. 描绘近、远中面形态　确定石膏棒的近、远中面和颊舌面。分别在线图和浮雕图的各个轴面上，描绘中轴、冠根分界线、外形高点、邻接点、牙尖、根尖。把上述标志点精确地转移到石膏棒上，并在三倍大右上颌第一前磨牙石膏棒近、远中面上描绘近、远中面的初步形态。（图5-18）

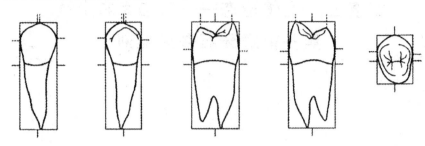

图5-15　三倍大右上颌第一前磨牙牙体线图

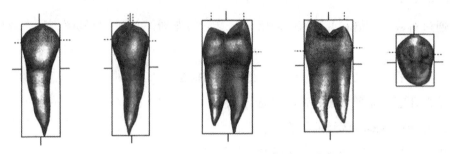

图5-16　三倍大右上颌第一前磨牙牙体浮雕图

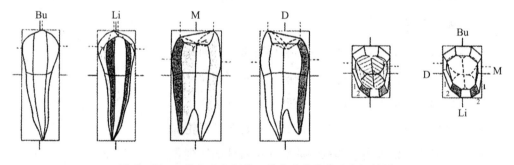

图5-17　三倍大右上颌第一前磨牙牙体多面体切削图

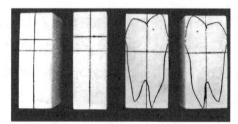

图5-18　描绘近、远中面形态

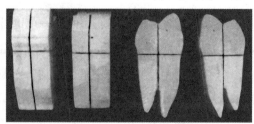

图5-19　切割颊舌面，形成二面体

2. 切割颊舌面，形成二面体　在准确地画完线后，把石膏棒放入水中浸泡 2 ~ 3 分钟。按照近、远中面形态，用石膏切刀切削石膏块的颊舌面，形成近、远中面的初步轮廓。最后在切割面上，根据近、远中面冠根分界的位置恢复唇舌面的冠根分界线，根据在外形高点上残留的中线恢复唇舌面上的中线。（图 5 - 19）

（二）形成四面体

1. 描绘颊舌面形态　按照三倍大牙体线图，在切削过的三倍大右上颌第一前磨牙石膏棒颊舌面上准确地描绘出颊舌面牙体轮廓外形。（图 5 - 20）

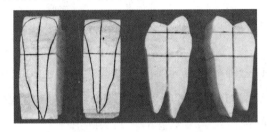

图 5 - 20　描绘颊舌面形态

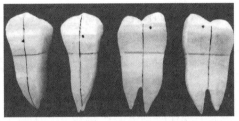

图 5 - 21　切割邻面，形成四面体

2. 切割邻面，形成四面体　按照颊舌面形态，用石膏切刀切削石膏块的邻面，形成颊舌面的初步轮廓，最终形成四面体。根据颊舌面根冠分界的位置，准确、清晰地恢复被切削的冠根分界线；根据在外形高点上残留的中轴，准确、清晰地恢复近、远中面上的中轴。（图 5 - 21）

（三）形成多面体

多面体的切削是把规则的四面体向不规则的牙体进行转化的重要一步。从牙的𬌗面观察，其外形轮廓的大小和形状是多面体切削走向和范围的重要参照。

1. 描绘第一次 1/2 等分线（图 5 - 22）。

2. 切割第一次 1/2 等分线（图 5 - 23）。

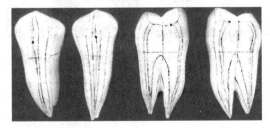

图 5 - 22　描绘第一次 1/2 等分线

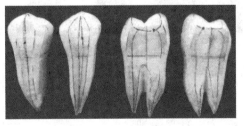

图 5 - 23　切割第一次 1/2 等分线

3. 描绘第二次 1/2 等分线（图 5 - 24）。

4. 多面体成形（图 5 - 25）。

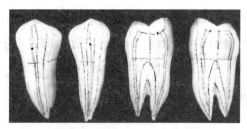
图 5 – 24　描绘第二次 1/2 等分线

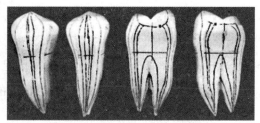
图 5 – 25　多面体成形

（四）形成外形轮廓

外形轮廓的修整包括四面成形、牙颈线成形和𬌗面成形。

1. 四面成形。（图 5 – 26）

2. 牙颈线成形　雕刻牙颈线前，先要以冠根分界线为参照，根据三倍大牙体线图上牙颈线的形态正确地画出牙颈线的走向，然后按照画好的牙颈线进行雕刻，所以说，冠根分界线在雕刻中的还原和其正确位置的保留是非常重要的。其实际情况是，牙根部位偏低，趋向牙冠处又相对高一些，因为牙颈线是牙根与牙冠的分界线，而根冠之间的过渡是平缓的、和谐的，所以牙颈线不能雕刻成分界沟或者很明显的分界台阶。（图 5 – 27）

3. 𬌗面成形　在行使咀嚼功能时，牙齿的主要功能来自牙尖和主三角嵴，而牙尖和主三角嵴位置的正确确定，又来源于牙体四面的准确和牙冠各面的协调，所以应该在石膏牙外形轮廓成形后再雕刻𬌗面，确定牙尖、主三角嵴、沟、窝的位置。𬌗面的雕刻可以分为牙尖位置和大小的划分、主三角嵴走向的确定、副沟的形成。（图 5 – 28）

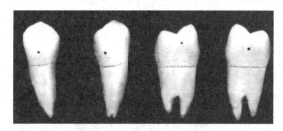
图 5 – 26　四面成形

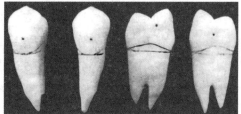
图 5 – 27　牙颈线成形

（五）精修完成

五、注意事项

除三倍大右上颌中切牙石膏牙雕刻的注意事项外，还应注意：在雕刻副沟时，其走向不能过于平直，也不能太多，否则𬌗面就显得很机械。

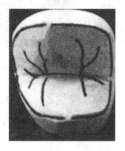
图 5 – 28　𬌗面成形

六、考核评定

三倍大右上颌第一前磨牙石膏牙雕刻

序号	考核内容	评分标准	配分	得分
1	颊面形态	五边形；颊尖略偏远中；近中牙尖嵴大于远中牙尖嵴；近中缘近颈部有凹陷；近中接触区突起，远中缘较突；颊轴嵴与牙长轴约平行；发育沟明显；外形高点位于颈1/3颈嵴	15	
2	舌面形态	似圆五边形，小于颊面；舌尖偏近中；与邻面界限不清；颈曲线较平；外形高点位于舌面中1/3略偏近中	15	
3	邻面形态	呈"W"形，颊尖明显高于舌尖；近中面近颈部凹陷，有近中沟；远中面较突，颈部平坦，接触区靠近殆缘	20	
4	殆面形态	六边形，颊尖宽于舌尖，远颊轴面角较锐利，远中边缘嵴较近中边缘嵴长且清晰，近中窝较远中窝深，中央沟与中轴一致	20	
5	颈缘线	颈缘线清晰准确，不能雕刻成分界沟或者很明显的分界台阶	5	
6	牙根形态	扁圆形；近远中有纵向凹陷，近中凹陷位于中轴，远中凹陷偏舌侧、更深；自根中1/3处分为颊舌两根，根尖部略弯向远中	5	
7	整体情况	比例协调，表面光亮、无台阶、无刻痕	10	
8	素质考核	工作台卫生整洁，节约耗材、无浪费	10	
合计			100	

七、思考题

1. 描述上颌第一前磨牙的牙冠解剖特征。

2. 在牙根部位进行多面体的成形时，有哪些用刀注意事项？

3. 在雕刻殆面时，牙尖的位置如何确定？

任务四 立体形态——等倍大右上颌第一前磨牙石膏牙雕刻

一、目的要求

1. 通过对等倍大右上颌第一前磨牙石膏牙的雕刻，牢固掌握其解剖形态及生理特点。

2. 掌握牙冠各轴面外形高点的确定和描绘方法。

3. 掌握牙冠𬌗面牙尖的确定和描绘方法。

4. 掌握牙冠各面轮廓线的描绘方法。

5. 掌握石膏牙的雕刻方法、步骤和操作技术。

6. 掌握石膏牙雕刻工具的使用方法和注意事项。

二、实训内容

1. 雕刻成形等倍大右上颌第一前磨牙石膏牙框架。

2. 雕刻成形等倍大右上颌第一前磨牙石膏牙二面体。

3. 雕刻成形等倍大右上颌第一前磨牙石膏牙四面体。

4. 雕刻成形等倍大右上颌第一前磨牙石膏牙多面体。

5. 雕刻成形等倍大右上颌第一前磨牙石膏牙四面。

6. 精修完成等倍大右上颌第一前磨牙石膏牙的雕刻。

三、实训器材

1.5 cm×1.5 cm 石膏棒、右上颌第一前磨牙牙形尺或等倍大牙体线图、牙体浮雕图、牙体雕刻多面体图，直尺、铅笔、红蓝铅笔、橡皮，石膏切刀、雕刻刀，一盆清水、小毛巾，垫板、牙刷、爽身粉等。

四、方法和步骤

（一）石膏框架成形

1. 描绘框架及标志物

方法：参照表 5-1 的数据，根据图 5-29 在石膏上确定并描绘出冠的宽度、厚度和长度，长度为冠长和根长的 1/3 之和；把冠根分界线以及 4 个轴面的中轴用耐水铅笔转移到石膏棒上。

要求：上述标志物应尽可能精确。

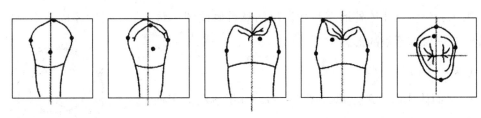

图 5-29　上颌第一前磨牙各面外形高点

2. 石膏框架切削成形

方法：用石膏切刀从颊舌面或近、远中面入手切削均可。先切削两侧，再切削另两侧。如有必要，可预先在石膏棒上记录方位（颊面、舌面、近中面、远中面）。

要求：切削成形的框架应与牙体规格一致。刻入中轴、冠根分界线。

3. 底座四周应平整

方法：为防止后续操作中标志线消失，用小雕刻刀在 4 个轴面刻入中轴、冠根分界线。沟痕以浅为好，不宜过深。

要求：刻入的中轴需与描记的中轴一致。

（二）二面体成形

1. 描绘近中面牙体形态

方法：因近中面面积大于远中面，本步骤可按照近中面切削远中面。

要求：为防止沾水后铅笔印痕消失，需使用耐水铅笔。描绘近中面牙体形态后，需用牙形尺检查。检查时需使牙形尺和石膏牙的中轴与冠根分界线的"十字"相吻合。如出现形态偏差，需立即修改，否则将影响牙体整体的平衡感、协调感。

2. 二面体切削成形

方法：用石膏切刀沿上述边缘线上下推拉，切削到线。为提高工作效率，尽量不用小雕刻刀。再次用牙形尺检查二面体形态。

要求：近、远中面牙体形态应与牙形尺一致，不多切，不少切。𬌗面的主沟位置无偏差。正确保持牙根的形态。

（三）四面体成形

1. 描绘颊面牙体形态

方法：因颊侧面积大于舌侧面积，本步骤可按照颊侧面积切削舌侧。参照线图，正确描绘颊侧牙体形态。

要求：与前述二面体成形相同。

2. 颊面切削成形

方法：同二面体切削成形。

要求：颊舌侧牙体外形需与牙形尺的颊舌侧线图一致。近、远中邻接点不应成为悬突。正确保留牙根的形态。

（四）多面体成形

1. 多面体成形原理　通过图 5 - 30，可了解𬌗面多面体与𬌗面线图的位置关系。同时通过 1 个轴面角为 2 个斜面的形式，使牙体形态呈现出更多的斜面，使其更接近于牙体特征的弧线。原则上，多面体的各个轴面角略大于𬌗面线图；在𬌗面观的其他位置，多面体线条与线图基本重叠。

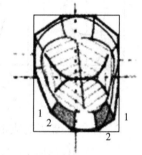

图 5 - 30　𬌗面多面体与线图的关系

2. 正确描绘各个轴面的多面体线条

方法：参照图 5 - 30 及图 5 - 31 多面体图形的边缘线（或按照𬌗面观），估算该线与中轴、冠根分界线、外形高点之间的距离，并将其正确转移到石膏棒上。雕刻技能熟练后，可不参考多面体图形，通过𬌗面观推测多面体的合理位置。

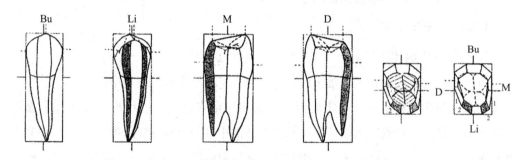

图 5 - 31　右上颌第一前磨牙牙体雕刻多面体图

要求：在正确理解多面体成形原理的基础上，尽可能使多面体边缘线与多面体图形（或与𬌗面观图形的伸展）相一致。

3. 切削多面体

方法：按照多面体边缘线切削各斜面。

要求：切削多面体时，不得损坏颊侧牙颈的突度。

（五）颊面成形

颊面成形的操作范围包括：整个颊侧、近颊轴面角、近中面上的外形最突处连线、远颊轴面角、远中面上的外形最突处连线、颊侧牙尖嵴、颊根的形态。

1. 修整颊侧　近、远中邻面外形最突处连线的轮廓，参照图 5 - 32。

2. 颊面切削成形

要求：预先充分理解近颊、远颊轴面角的形态及颊侧轴嵴的走向。从三维的角度检查近颊、远颊轴面角的形态及颊侧轴嵴的走向是否正确。近颊轴面角为钝角，远颊轴面角为锐角。

3. 形成颊侧牙尖斜度

方法：用小雕刻刀形成颊侧近、远中牙尖嵴和牙尖斜度，同时还需兼顾近、远中面上的牙尖斜度。

要求：腭侧牙尖斜度的角度和形态需与颊侧线图相一致。近中牙尖嵴长，远中牙尖嵴短。

4. 形成颊根

方法：参照图 5 - 32，在近、远中面外形最突处连线之间，用小雕刻刀形成颊根的宽度。

要求：颊根不得过宽或过窄。颊根需与近、远中面外形最突处连线一致，并与颊侧轮廓相协调。由于牙根较细，雕刻的过程中需谨防牙根折断。

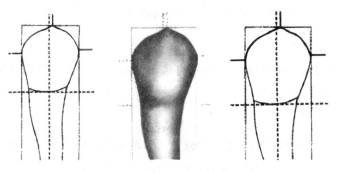

图 5 - 32　右上颌第一前磨牙颊面外形轮廓

（六）近中面成形

近中面成形的操作范围包括：颊根的颊侧轴面外形突度、舌面外形最突处连线的形态、近中面牙冠和牙根的凹陷、近舌轴面角、近颊轴面角。

1. 形成近中轴面外形最突处连线

方法：参照图 5 - 33，用小雕刻刀修整近中面外形最突处连线，并用小雕刻刀形成牙冠近中和近中根上的凹陷。

要求：需与近中面外形最突处连线一致。通过正确、适度的凹陷，衬托近中面外形最突处连线。

2. 形成近舌轴面角

方法：参照图 5-33，用小雕刻刀修整舌面外形最突处连线的形态，特别是殆缘形态，用小雕刻刀顺势形成近舌轴面角。

要求：应与舌侧轴面外形最突处连线的形态相一致。舌侧缘为弧线。注意近舌轴面角的衔接形态及其扭曲度。

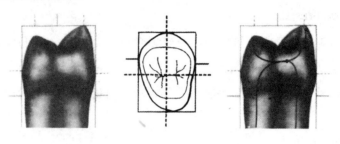

图 5-33　近中面外形轮廓

3. 形成分根

方法：参照图 5-34，用小雕刻刀在近中面形成近颊、舌根之间的分根形态。

要求：近中面舌根的轴面外形最突处连线不得突出于颊根。通过正确、适度的凹陷，衬托近中面最突处连线。分根的凹陷不得过深。

（七）远中面成形

远中面成形的操作范围包括：颊根的颊侧轴面外形突度、舌面外形最突处连线的形态、远中面牙冠和牙根的凹陷、远舌轴面角、远颊轴面角。形成远中面外形最突处连线。

方法：参照图 5-34，用小雕刻刀修整远舌轴面角；用小雕刻刀修整舌面外形最突处连线；用雕刻刀形成牙冠颊、舌根上的凹陷。

要求：需与远中面外形最突处连线一致。通过正确、适度的凹陷，衬托远中面外形最突处连线。舌根的轴面外形最突处连线不得突出于颊根。

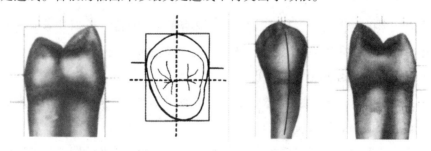

图 5-34　远中面外形轮廓

（八）舌面成形

舌面成形的操作范围包括：舌面外形最突处连线、舌侧牙尖嵴、舌根形态的成形。

1. 形成舌侧牙尖斜度

方法：参照图5-35，方法同颊侧牙尖斜度的成形。

要求：与颊侧牙尖斜度成形的要求相同。

2. 形成牙根

方法：参照图5-35，用小雕刻刀形成舌根形态。

要求：与颊侧牙根成形的要求相同。舌根比颊根略细。

3. 形成舌面近舌、远舌轴面角

方法：参照𬌗面观图形，用小雕刻刀形成舌面近舌、远舌轴面角。

要求：需使近舌、远舌轴面角与近、远中面流畅衔接，并与舌根相协调。

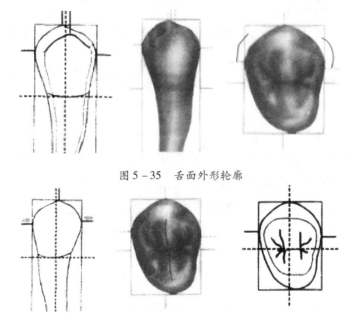

图5-35　舌面外形轮廓

图5-36　𬌗面外形轮廓

（九）𬌗面成形

1. 确定𬌗面近、远中边缘嵴的高度　参照图5-35，5-36操作。

2. 确定三角嵴的走向

方法：参照图5-36，描记各个牙尖内斜面高光处的连线，将其正确转移到石膏牙上。用小雕刻刀沿该线形成1个三角嵴为2个斜面的方式，形成三角嵴的走向。

要求：需仔细检查三角嵴走向的协调性（弧线的形态）。颊尖与舌尖在𬌗面中央相连，有中央沟出现。

3. 确定牙尖斜度

方法：参照 4 个轴面的线图，仔细核对各个牙尖斜度。如牙尖斜度过小，用铅笔描记后，再以小雕刻刀去除过剩的石膏。

要求：各个牙尖斜度与线图的 4 个轴面一致，牙尖斜度不能过大，也不能过小。

4. 近、远中窝的形成

方法：用牙形尺分别测量线图上近中窝、远中窝的位置，并将其标注在石膏牙上。用小雕刻刀形成近、远中窝，近中窝略深于远中窝。

要求：窝的位置需正确。远中边缘嵴比近中边缘嵴略厚。需正确表现窝的深度。

5. 确定副沟的位置及其走向

方法：参照图 5-36，用纤细的铅笔记录副沟的位置、走向。经用牙形尺检查，符合要求后，用小雕刻刀的刀尖轻轻刻入副沟。

6. 三角嵴成形的方法

方法：用小雕刻刀的刀刃分别沿副沟和三角嵴的走向线，形成带曲度的斜面。用勺修整三角嵴，使其锐利。

要求：刀的作用是锐化；勺的作用以钝化为主，在牙尖嵴上也能起到锐化作用。雕刻三角嵴时，不得加大牙尖斜度。

7. 形成副三角嵴

方法：用铅笔在石膏牙上描绘副三角嵴的走向。用勺沿该走向修整，所有副三角嵴都需从高处走往低处，形成 1 个副三角嵴为 2 个带圆弧的斜面的形式。

要求：副三角嵴及其锐利度不得大于或等于三角嵴。副三角嵴应具备一定的宽度。必要时可删减副三角嵴。

8. 形成主沟

方法：参照图 5-37，用铅笔描绘主沟，并检查其协调性。用小雕刻刀的刀尖朝左或朝右，用左手拇指推形成主沟，并延伸到近中，顺势形成近中沟。用小雕刻刀在近中沟的两侧形成凹陷。

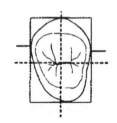 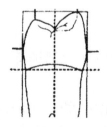 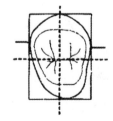

图 5-37 𬌗面主沟与近中沟

要求：𬌗面上的主沟需与近中沟流畅衔接。为防止牙尖斜度过大，应注意成形的力度，主沟不宜过深。

9. 形成副沟

方法：副沟的起源为主沟及近、远中窝，用纤细的刀尖勾勒副沟。

要求：原则上副沟的长度不得超过主沟靠近𬌗面一侧长度的一半，副沟从主沟起源后逐渐朦胧，在𬌗缘附近成为凹陷。为此，需控制好副沟成形的力度。靠近𬌗缘的一半用勺形成凹陷，并与𬌗缘（三角嵴、副三角嵴）流畅衔接。颊舌侧线图牙尖嵴上最高的部分为牙尖顶端，突出的部分为副三角嵴的起源处，凹陷为副沟的终结处。

10. 𬌗面的润饰

方法：再次确认𬌗面的协调性。用小雕刻刀或勺润饰𬌗面，使其在与线图基本一致的前提下，更富有自然感、协调感，成为完整的整体。

要求：合理地体现固有𬌗面的面积及各个牙尖所占据的面积、各个牙尖的高低、合适的牙尖斜度及锐度，窝及点隙的深浅对比，主沟及副沟的深浅对比，三角嵴和副三角嵴的走向及其锐度、圆钝的对比，近、远中边缘嵴的厚度及高度的落差，才能生动地表现𬌗面的生命力。

（十）作品提交的准备

同等倍大右上颌中切牙石膏牙雕刻。

五、注意事项

同等倍大右上颌中切牙石膏牙雕刻。

六、考核评定

等倍大右上颌第一前磨牙石膏牙雕刻

序号	考核内容	评分标准	配分	得分
1	颊面形态	五边形；颊尖略偏远中；近中牙尖嵴大于远中牙尖嵴；近中缘近颈部有凹陷；近中接触区突起，远中缘较突；颊轴嵴与牙长轴约平行；发育沟明显；外形高点位于颈1/3颈嵴	15	
2	舌面形态	似圆五边形，小于颊面；舌尖偏近中；与邻面界限不清；颈曲线较平；外形高点位于舌面中1/3略偏近中	15	
3	邻面形态	呈"W"形，颊尖明显高于舌尖；近中面近颈部凹陷，有近中沟；远中面较突，颈部平坦，接触区靠近𬌗缘	15	
4	𬌗面形态	六边形，颊尖宽于舌尖，远颊轴面角较锐利，远中边缘嵴较近中边缘嵴长且清晰，近中窝较远中窝深，中央沟与中轴一致	20	
5	颈缘线	颈缘线清晰准确，不能雕刻成分界沟或者很明显的分界台阶	5	
6	牙根形态	扁圆形；近远中有纵向凹陷，近中凹陷位于中轴，远中凹陷偏舌侧、更深	10	

（续表）

序号	考核内容	评分标准	配分	得分
7	整体情况	底座平整，比例协调，表面光亮、无台阶、无刻痕	10	
8	素质考核	工作台卫生整洁，节约耗材、无浪费	10	
合计			100	

七、思考题

1. 如何正确地表现近颊轴面角圆钝、远颊轴面角锐利？

2. 如何正确地表现颊、舌尖不同的锐利度？

3. 为何上颌第一前磨牙的牙体解剖特征与其他牙位截然相反？

4. 为何上颌第一前磨牙的近中邻接点低、远中邻接点高？

任务五　立体形态——三倍大右上颌第一前磨牙蜡块雕刻

一、实训目的

通过对上颌第一前磨牙牙体外形的雕刻，掌握该牙的解剖形态及其生理功能的特点；熟悉上颌第一前磨牙雕刻的方法与步骤，以及操作技术和工具的正确使用。

二、实训用品

白蜡块（85 mm×35 mm×25 mm）、雕刻刀、直尺、红蓝铅笔、垫板。

三、操作步骤

1. 复习　复习上颌第一前磨牙各部位的数值。

2. 画出颊面外形图　取蜡块一面为颊面，按放大3倍的数据，标出冠长、根长和颈曲线高度，最后参考颊面观图形画出颊面外形图（图5-38）。

3. 初步形成颊面　从垂直方向逐步切除近中面和远中面多余的蜡块，形成颊面的初步轮廓（图5-39）。

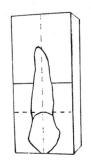

图5-38　画出颊面外形图

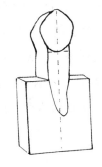

图5-39　初步形成颊面

4. 画出近中面外形线　在近中面，标出3倍值的冠厚、颈厚和颈曲线高度，画出近中面牙体外形线（图5-40）。

5. 初步形成近中面　从垂直方向去除唇、舌面多余的蜡，形成近中面的初步轮廓（图5-41）。

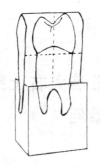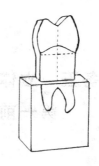

图 5-40 画出近中面外形线　　　　图 5-41 初步形成近中面

6. 形成轴面锥形　在此基础上完成舌面和远中面的雕刻，使舌面较颊面略小，表面圆突，近中面有近中沟和颈部凹陷，远中面较突，颈部平坦。然后将各轴面角刮圆钝，并完成各轴面的合适外形高度及接触点（图 5-42）。

7. 形成颈缘曲线　用铅笔在各面绘出颈缘曲线，使近中颈曲度大于远中颈曲度，完成颈部雕刻，使牙冠在颈缘处较牙根在此处稍圆而突。

8. 雕刻𬌗面

（1）初步形成近远中向沟　在邻面画出"v"线表示沟形状，沟底约位于至颊、舌侧边缘的距离相等处，沟底深度不超过𬌗1/3 的 2/3 长，然后用雕刻刀按标志线雕出两斜面，形成近远中向沟。

（2）形成𬌗面轮廓　在𬌗面上确定颊尖顶、舌尖顶的位置，使颊尖顶偏远中，舌尖顶偏近中，然后画出𬌗面外形线。颊侧宽于舌侧，远中边缘嵴长于近中边缘嵴。再用雕刻刀修去𬌗面外形以外多余的蜡，形成𬌗面轮廓（图 5-42）。

（3）形成𬌗面锥形　由颊尖顶至舌尖顶画一直线，为颊舌尖三角嵴的标志。然后在三角嵴线两旁画出近远中窝及边缘嵴的位置，根据近远中窝、边缘嵴的位置，用雕刻刀形成近远中边缘嵴，沿三角嵴标志线分别斜向近远中两侧雕刻出近远中两个斜面，形成三角嵴。按斜线所示，完成𬌗面锥形（图 5-43）。

（4）完成𬌗面雕刻　用雕刻刀修整近、远中窝，形成中央沟、近中沟及远中沟。近中沟要越过近中边缘嵴到达近中面，并使𬌗面各个形态表面圆突光滑，完成𬌗面雕刻（图 5-43）。

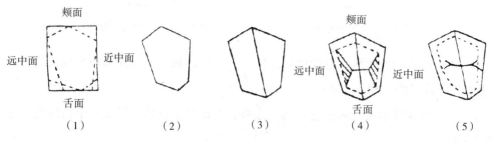

图 5-42　形成𬌗面轮廓　　　　　图 5-43　形成𬌗面锥形，完成雕刻

四、考核评定

三倍大右上颌第一前磨牙蜡块雕刻

序号	考核内容	评分标准	配分	得分
1	颊面形态	五边形；颊尖略偏远中；近中牙尖嵴大于远中牙尖嵴；近中缘近颈部有凹陷，近中接触区突起，远中缘较突；颊轴嵴与牙长轴约平行；发育沟明显；外形高点位于颈 1/3 颈嵴	15	
2	舌面形态	似圆五边形，小于颊面；舌尖偏近中；与邻面界限不清；颈曲线较平；外形高点位于舌面中 1/3 略偏近中	15	
3	邻面形态	呈"W"形，颊尖明显高于舌尖；近中面近颈部凹陷，有近中沟；远中面较突，颈部平坦，接触区靠近𬌗缘	15	
4	𬌗面形态	六边形，颊尖宽于舌尖，远颊轴面角较锐利，远中边缘嵴较近中边缘嵴长且清晰，近中窝较远中窝深，中央沟与中轴一致	20	
5	颈缘线	颈缘线清晰准确，不能雕刻成分界沟或者很明显的分界台阶	5	
6	牙根形态	扁圆形；近远中有纵向凹陷，近中凹陷位于中轴，远中凹陷偏舌侧、更深	10	
7	整体情况	底座平整，比例协调，表面光亮、无台阶、无刻痕	10	
8	素质考核	工作台卫生整洁，节约耗材、无浪费	10	
合计			100	

五、思考题

1. 上颌第一前磨牙的解剖特点有哪些？

2. 上颌前磨牙与下颌前磨牙的解剖特点有何区别？

3. 上颌第一前磨牙与第二前磨牙有何区别？

任务六 立体形态——右上颌第一前磨牙𬌗 1/3 滴蜡塑形

一、目的要求

1. 通过右上颌第一前磨牙滴蜡塑形，进一步掌握右上颌第一前磨牙的解剖形态。

2. 熟悉上颌第一前磨牙𬌗面滴蜡塑形的方法和步骤。

3. 熟悉各类塑形工具的使用方法。

4. 熟悉蜡的性能及使用方法。

二、实训内容

1. 练习滴蜡塑形的基本方法。

2. 练习右上颌第一前磨牙𬌗 1/3 滴蜡塑形。

三、实训器材

完整的石膏牙模型一副、铸造蜡、红蓝铅笔、酒精灯、小雕刻刀、蜡成型器、封闭硬化剂、间隙保持剂、棉花、手术刀片等。

四、方法和步骤

（一）检查工作模，画咬合标志线

确定工作模的完整性后，将模型上架，在牙尖交错位时，用红蓝铅笔分别在上下颌石膏模型的中线、尖牙、第二磨牙近中颊尖处画咬合标志线，以便在操作过程中随时检查咬合关系。

（二）牙体预备

用铅笔在右上颌第一前磨牙𬌗面上方 1.5 ~ 2 mm 处画一条横行标志线，用雕刻刀沿标志线去除石膏牙体组织。

（三）滴蜡塑形

1. 滴塑牙尖 在所定的牙尖位置处，用蜡直立堆法分别堆出类似圆锥体形的颊尖

和舌尖。用对颌模确定牙尖高度和位置。（图 5 - 44）

2. 加出三角嵴　在𬌗面分别从颊、舌尖顶端到中央发育沟形成颊尖三角嵴和舌尖三角嵴。注意两个三角嵴的高度、方向和解剖形态，牙尖斜度要与邻牙相协调、与对颌牙相宜。（图 5 - 45）

3. 加出边缘嵴　在所确定的边缘嵴位置上，由颊尖近中边缘开始堆加蜡，然后依次堆加近中、舌侧、远中边缘嵴（图 5 - 46，5 - 47）。参照同名牙形态修整边缘嵴。滴蜡器加热后蘸上适量蜡，让蜡液滴流到窝沟的正确位置。在中央部分形成中央窝。窝中底部为中央沟，中央沟向近、远中有近中沟、远中沟，沟的近、远中有点隙（图 5 - 48）。

4. 完成蜡型　根据颊面、舌面、近中面、远中面的解剖特征，用蜡成型器参照同名牙完成外形雕刻。

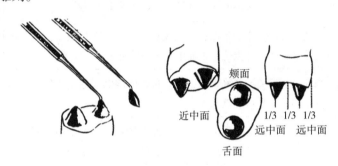

图 5 - 44　滴塑牙尖

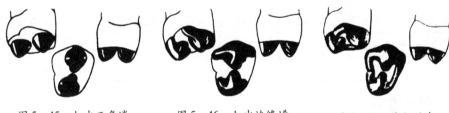

图 5 - 45　加出三角嵴　　　　图 5 - 46　加出边缘嵴　　　　图 5 - 47　堆加近中、
舌侧、远中边缘嵴

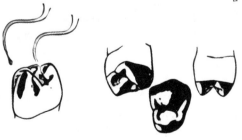

图 5 - 48

129

五、注意事项

1. 除前面左上颌中切牙滴蜡塑形中已提及的注意事项外，还要注意在纸板上反复练习用蜡堆塑的方法形成牙尖、三角嵴、边缘嵴的步骤，熟练后再在石膏牙模型上操作。

2. 𬌗面形态雕塑完成后，应注意近中窝和远中窝的深浅有差异。

六、考核评定

右上颌第一前磨牙𬌗 1/3 滴蜡塑形

序号	考核内容	评分标准	配分	得分
1	颊面形态	五边形；颊尖略偏远中；近中牙尖嵴大于远中牙尖嵴；近中缘近颈部有凹陷；近中接触区突起，远中缘较突；颊轴嵴与牙长轴约平行；发育沟明显；外形高点位于颈 1/3 颈嵴	15	
2	舌面形态	似圆五边形，小于颊面；舌尖偏近中；与邻面界限不清；颈曲线较平；外形高点位于舌面中 1/3 略偏近中	15	
3	邻接关系	与邻牙邻接关系正确紧密，近中边缘嵴略高于远中边缘嵴，有近中沟，接触区靠近𬌗缘	15	
4	𬌗面形态	六边形，颊尖宽于舌尖，远颊轴面角较锐利，远中边缘嵴较近中边缘嵴长且清晰，近中窝较远中窝深，中央沟与中轴一致	20	
5	颈缘线	无很明显的台阶	5	
6	咬合关系	咬合关系正确，无早接触点	10	
7	整体情况	底座平整，比例协调，表面光亮、无台阶、无刻痕	10	
8	素质考核	工作台卫生整洁，节约耗材、无浪费	10	
合计			100	

七、思考题

1. 简述上颌第一前磨牙的牙体特征。

2. 上颌第一前磨牙的牙体特征与其他后牙有什么区别？

◆◇ 项目小结 ◇◆

　　本项目旨在通过对上下颌前磨牙牙体解剖形态的学习，掌握前磨牙的具体形态，能够对比分析四种形态的前磨牙的异同，准确把握其特征，为理解前磨牙的应用和牙体雕刻打下坚实基础。本项目通过对右上颌第一前磨牙牙体形态的描绘、三倍大和等倍大右上颌第一前磨牙的石膏牙雕刻、三倍大右上颌第一前磨牙蜡块牙雕刻以及可塑材料的牙塑形，旨在使学生更进一步掌握前磨牙的牙体解剖形态与表面解剖标志，锻炼牙体雕刻和牙体塑形的技能，为牙体形态恢复和牙体塑形奠定坚实的基础。

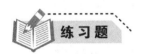

练习题

1. 上下颌第一、二前磨牙各有什么解剖特征?
2. 上颌、下颌前磨牙有哪些区别?

项目六 ## 上颌磨牙类的解剖形态

【项目目标】

素质目标：

1. 具有严谨求实的治学态度、高度负责的敬业精神、精益求精的工作作风。

2. 具有一定的辩证思维能力和理论联系实际的能力。

3. 具有局部与整体相统一、人体整体性的思想观点。

4. 具有大国工匠、高技能人才的成长自觉。

知识目标：

1. 掌握上颌磨牙类的牙体解剖形态结构与表面标志。

2. 掌握上颌磨牙牙体描绘的方法和步骤。

3. 掌握上颌磨牙牙体雕刻的方法和步骤。

能力目标：

1. 能够正确区分上颌6颗磨牙。

2. 能够准确画出上颌磨牙5个面的牙体形态平面图。

3. 能够熟练应用雕刻工具雕刻出上颌磨牙的石膏模型。

4. 能够熟练应用雕刻工具雕刻出上颌磨牙的蜡牙冠。

任务一　认识上颌磨牙类的解剖形态

　　磨牙位于前磨牙的远中侧，上、下、左、右共 12 个，位于前磨牙远中者称第一磨牙，位于第一磨牙远中者称第二磨牙，位于第二磨牙远中者称第三磨牙。磨牙牙冠体积大，由第一磨牙到第三磨牙依次减小。

　　磨牙类的共同特点：①总体观：磨牙牙冠体积大，呈立方形，由 4 个轴面（颊面、舌面、近中面和远中面）及 1 个𬌗面组成。牙根多，一般有 2～3 个。②牙冠颊面观：呈梯形，𬌗缘宽于颈缘，外形高点在颈 1/3 颊颈嵴处。③牙冠舌面观：似颊面，但较小而圆突，外形高点在舌面中 1/3 处。④牙冠邻面观：邻面似四边形，近、远中面接触区均位于𬌗 1/3 靠近𬌗缘。⑤牙冠𬌗面观：𬌗面复杂，牙尖多，一般有 4～5 个；发育沟多、副沟亦多，并有通向颊、舌面的沟，有利于食物在咀嚼时自𬌗面溢出。同时，因沟、窝、点隙多易发生龋病。⑥主要功能：磨细食物，是发挥咀嚼功能最大的牙。

一、上颌第一磨牙（maxillary first molar）

　　是上颌牙中体积最大、形态最复杂的牙；6 岁左右萌出，故又称六龄牙。

（一）牙冠（dental crown）

　　1. 颊面（buccal surface）　①总体观：外形似梯形，近、远中宽度大于𬌗龈高度（冠宽＞冠长）。②四个缘：近中缘长而直，远中缘稍短而突，𬌗缘长于颈缘，𬌗缘由近、远中颊尖的 4 条牙尖嵴连续组成。颈缘较平，有时在颈缘与根分叉对应的部位略向根方突出。③两个牙尖：有 2 个颊尖，近中颊尖略宽于远中颊尖，颊轴嵴明显，近中颊尖的颊轴嵴更显著。④一条沟：两牙尖之间有颊沟通过，约与颊轴嵴平行，至颊面的中 1/3 颊沟的末端形成点隙。⑤外形高点：位于颈 1/3 处的颊颈嵴。（图 6-1）

　　2. 舌面（lingual surface）　①总体观：大小与颊面相近或稍小。②四个缘：𬌗缘由近、远中舌尖的 4 条牙尖嵴连续组成。③两个牙尖：有 2 个舌尖，近中舌尖明显宽于远中舌尖。近中舌尖的舌侧有时可见第五牙尖，该尖是奥地利维也纳牙科医生 Carabelli 在 1842 年首先发现的，所以此尖又可称卡氏尖。第五牙尖的尖顶不到达𬌗面，也没有髓角，又可称其为卡氏结节。④一条沟：两舌尖之间有沟通过，此沟位置偏向远中，称之为远中舌沟，从两舌尖之间延续到舌面的 1/2 处。⑤外形高点：在舌面的中 1/3 处，舌轴嵴不明显。（图 6－2）

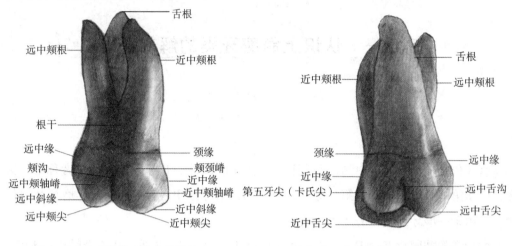

图 6－1　右上颌第一磨牙的颊面观　　　　图 6－2　右上颌第一磨牙的舌面观

3. 邻面（proximal surface）　①总体观：似四边形，颊舌径大于𬌗颈高度（冠厚＞冠长）。颈部平坦，颊缘较直，舌缘圆突，牙颈线曲度较小。②近中面：宽大平坦，近中接触区在靠近𬌗缘的颊 1/3 与中 1/3 交界处。③远中面：不如近中面规则，稍小而圆突，远中接触区在𬌗缘稍下的中 1/3 处。（图 6－3）

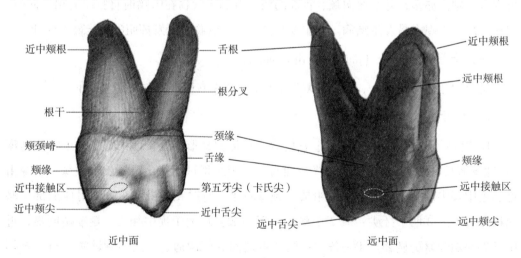

图 6－3　右上颌第一磨牙的邻面观

4. 𬌗面（occlusal surface）　①总体观：呈斜方形，结构复杂，沟嵴纵横，峰谷起伏。②边缘嵴：𬌗面的四边由 4 条边缘嵴围成，即颊边缘嵴、舌边缘嵴、近中边缘嵴和远中边缘嵴。颊边缘嵴由近、远中颊尖的 4 条牙尖嵴组成，即近中颊尖的近、远中牙尖嵴及远中颊尖的近、远中牙尖嵴；舌边缘嵴由近、远中舌尖的 4 条牙尖嵴组成，即近中舌尖的近、远中牙尖嵴及远中舌尖的近、远中牙尖嵴。近中边缘嵴短而直，远中边缘嵴稍长。近中颊角与远中舌角为锐角，远中颊角与近中舌角为钝角。③牙尖：有近中颊尖、远中颊尖、近中舌尖和远中舌尖4个牙尖。颊侧牙尖较锐，舌侧牙尖较钝。近中颊尖略大于远中颊尖；近中舌尖最大，是上颌磨牙的主要功能尖，远中舌尖最小。④三角嵴：每一牙尖均有一条三角嵴，近中颊尖三角嵴由其牙尖顶斜向舌侧远中至殆面中央，远中颊尖三角嵴由其牙尖顶斜向舌侧近中至殆面中央，近中舌尖三角嵴由其牙尖顶斜向颊侧远中至殆面中央，远中舌尖三角嵴由其牙尖顶斜向颊侧近中至殆面中央。其中远中颊尖三角嵴与近中舌尖三角嵴在咬合面中央相连，形成斜嵴；斜嵴为上颌第一磨牙的解剖特征。⑤斜面：每一牙尖均有4个斜面，即颊尖的近、远中颊斜面和颊尖的近、远中舌斜面，舌尖也是如此。当上下颌牙对位咬合时，颊尖的颊斜面无咬合接触，而颊尖的舌斜面、舌尖的颊斜面和舌尖的舌斜面均有咬合接触。⑥窝：咬合面中央凹陷成窝，由斜嵴将殆面分为近中窝和远中窝。近中窝较大，约占殆面的2/3，又称中央窝；远中窝较小，约占殆面的1/3。⑦点隙：窝的底部形成的点状凹陷分别为中央点隙和远中点隙。⑧发育沟：有3条，颊沟从中央点隙伸向颊侧，在二颊尖之间经颊边缘嵴至颊面；近中沟从中央点隙伸向近中，止于近中边缘嵴之内；远中舌沟一端至远中边缘嵴内，另一端经二舌尖之间越过舌边缘嵴至舌面。（图6-4）

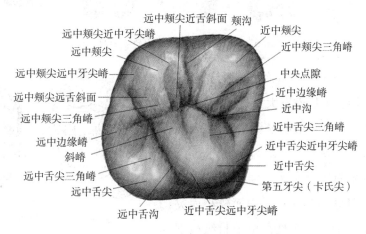

图6-4 右上颌第一磨牙的殆面观

（二）牙根（dental root）

牙根为3根，颊侧2根，舌侧1根，即近中颊根、远中颊根和舌根。根干较长，三根分叉部位于根颈1/3与根中1/3交界处。近中颊根位于牙冠近中颊侧颈部之上，较扁，根的近、远中面皆平，颊面宽于舌面，根尖部弯向远中；远中颊根位于牙冠远中颊侧颈部之上，亦为扁根，较近中根短小，根尖部弯向近中；舌根位于牙冠近中舌侧颈部之上，为三根中最大者，其颊、舌两面较宽且平，舌面有纵行凹陷，根尖1/3略弯向颊侧。两颊根之间相距较近，颊根与舌根之间分开较远，三根之间分叉大，有利于牙的稳固。根颈 1/3 处横剖面呈圆长方形。

二、上颌第二磨牙（maxillary second molar）

（一）牙冠（dental crown）

上颌第二磨牙与上颌第一磨牙相似，但体积小，𬌗面呈斜方形而较窄。牙冠表现为四尖型和三尖型两种类型（图 6-5）。

1. 四尖型　似上颌第一磨牙，但有以下特点：①体积稍小于上颌第一磨牙。②颊面自近中至远中向舌侧倾斜度加大；近中颊尖明显大于远中颊尖，近中颊轴嵴较远中颊轴嵴更突出。③舌面稍小于颊面，近中舌尖占大部分，很少有第五牙尖，远中舌尖更小。④𬌗面斜方形更明显，颊边缘嵴稍长于舌边缘嵴，近中边缘嵴长于远中边缘嵴，尖、窝、沟、嵴均不如上颌第一磨牙明显，副沟较多，且有远中沟横过。（图 6-6）

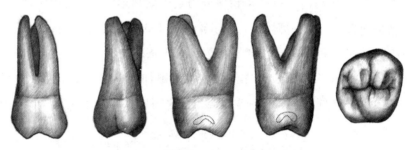

图 6-5　右上颌第二磨牙的各面观

2. 三尖型　整个牙冠和𬌗面形态与上颌第一磨牙截然不同：①颊面宽大，近中颊尖、远中颊尖大小相等。②舌面明显小于颊面。𬌗缘上可见一个舌尖，较大且明显偏近中。③邻面似四边形，近中面较大而平，接触区在𬌗 1/3 的中 1/3 处，且紧靠𬌗缘；远中面较小而突，接触区在𬌗 1/3 的中 1/3 处，位于𬌗缘稍下。④𬌗面呈圆三角形或方三角形。斜嵴不清楚或

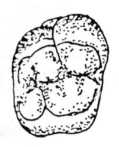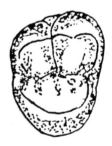

图 6-6　右上颌第二磨牙
𬌗面的两种形态

消失，中央窝、发育沟形态和分布不规则，副沟居多。

（二）牙根（dental root）

与上颌第一磨牙相同，数目为三根，但三根分叉度较小，且根尖部弯向远中。少数牙根可出现近中颊根或远中颊根与舌根融合成两根的情况。极少数还可发生近、远中颊根与舌根相互融合的现象。

三、上颌第三磨牙（maxillary third molar）

上颌第三磨牙的变异最多，大小、形态、位置变异甚多。（图6-7）

（一）牙冠（dental crown）

多数规则形态与上颌第二磨牙相似，但牙冠体积较小，各轴面均较圆突，外形高点位于轴面中1/3处。颊面明显宽于舌面，颊面自近中至远中向舌侧的倾斜度更明显。殆面呈圆三角形，常见变异型有殆面上呈三尖型，即远中舌尖很小或消失，或似上颌前磨牙双尖型或多尖型等，有时牙尖多而界限不明显。殆面副沟多。（图6-8）

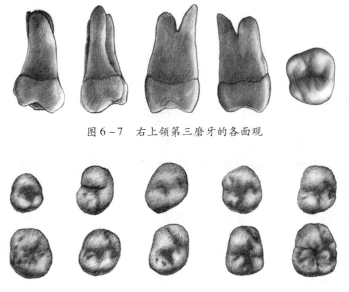

图6-7　右上颌第三磨牙的各面观

图6-8　右上颌第三磨牙的殆面变异

（二）牙根（dental root）

牙根多合并成一个锥形根，有时可为多根型，数目、大小、形态及弯曲度变异均很大，根尖明显偏远中。

任务二　平面形态——右上颌第一磨牙牙体描绘（放大2倍）

一、目的要求

1. 通过绘图进一步掌握上颌第一磨牙的解剖形态特点。

2. 学会右上颌第一磨牙牙体平面形态绘制的方法。

二、实训内容

描绘右上颌第一磨牙的4个轴面（颊面、舌面、近中面、远中面）和1个𬌗面的牙体形态。

三、实训器材

透明三角尺、直尺、黑色2B铅笔、红蓝铅笔、坐标纸、右上颌第一磨牙模型、图谱。

四、方法和步骤

1. 将上颌第一磨牙各部位尺寸放大2倍（表6-1）。

表6-1　上颌第一磨牙各部位尺寸参考值（单位：mm）

上颌第一磨牙	冠长	根长	冠宽	颈宽	冠厚	颈厚	近中颈曲度	远中颈曲度
平均值	7.5	颊根：12.0 舌根：13.0	10.0	8.0	11.0	10.0	1.0	0.0
放大2倍值	15.0	颊根：24.0 舌根：26.0	20.0	16.0	22.0	20.0	2.0	0.0

2. 描绘颊面形态（图6-9）：

（1）确定范围

①冠根分界线和牙体中线：用铅笔在坐标纸上先画出冠根分界线 b，然后画出与其相垂直的中线 d。

②确定冠长、根长、冠宽和颈宽：根据冠长（15.0 mm）、根长（26.0 mm）用铅笔画出 a、c 两条与 b 平行的线，根据冠宽（20.0 mm）、颈宽（16.0 mm）分别作出冠宽线和颈宽线。（数据来源于表 6-1）

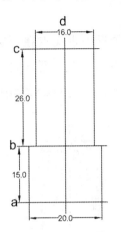 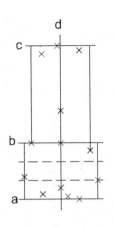 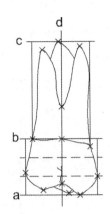

图 6-9 描绘颊面形态

（2）定点（13 个点）

①确定近、远中接触点：画出牙冠颊面𬌗颈方向三等分线，在冠长的近𬌗 1/3 处找出近中接触区，用"×"标出；在冠长的近𬌗 2/5 处找出远中接触区，用"×"标出，确定冠宽点。

②确定近、远中颈曲线的最凹点：根据近中颈曲度（2.0 mm）、远中颈曲度（0.0 mm）和颈宽（16.0 mm），确定近、远中颈曲线的最凹点，用"×"标出。

③确定颈线最凸点：颊面颈线形成"V"形突向根方，在冠根分界线的中点处根方确定颈线最凸点，用"×"标出。

④确定近、远中颊尖点和近中舌尖点：在冠宽的近远中 1/4 处找出近、远中颊尖点，用"×"标出，近中颊尖高于远中颊尖。近中舌尖点在冠宽的近中 2/5 处，略低于近中颊尖。

⑤确定颊沟起始点：在冠宽的 1/2 与冠长的近𬌗 1/5 交界处找出颊沟起始点，用"×"标出。

⑥确定根分叉点：在冠宽的中线与根长的近颈 1/3 交界处找出根分叉点，用"×"标出。

⑦确定根尖点：根据数据颊根 24.0 mm、舌根 26.0 mm，在中线偏近中确定近中颊根根尖点，用"×"标出；在中线偏远中确定远中颊根根尖点，用"×"标出；在 c 线上中线略偏远中确定舌根根尖点，用"×"标出。

（3）连线：绘出颊面的冠根外形。根据上颌第一磨牙颊面冠根外形特点，近中缘长直，远中缘短突，颈线中份突向根方，颊尖锐利，颊沟长，末端有凹陷，可见根分叉与3个牙根，近中颊根根尖略偏远中，远中颊根根尖较直，腭根较粗壮，绘出颊面的冠根外形轮廓。

3. 描绘舌面形态（图 6 – 10）：

用与描绘颊面形态相同的方法描绘出舌面外形轮廓。但是近中舌尖点在冠宽的 2/5，略低于近中颊尖；远中舌尖点在冠宽的 1/4，略低于近中舌尖；远中舌沟可从冠宽的远中1/3与冠长的近𬌗 1/6 交界处向颈部延伸；舌根根尖位于冠宽的 1/2 偏远中处。

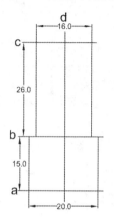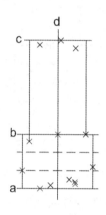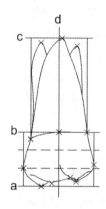

图 6 – 10　描绘舌面形态

4. 描绘近中面形态（图 6 – 11）：

（1）确定范围

①冠根分界线和牙体中线：用铅笔在坐标纸上先画出冠根分界线 b，然后画出与其相垂直的中线 d。

②确定冠长、根长、冠厚和颈厚：根据冠长（15.0 mm）、根长（26.0 mm）用铅笔画出 a、c 两条与 b 平行的线，根据冠厚（22.0 mm）、颈厚（20.0 mm）分别作出冠厚线和颈厚线。（数据来源于表 6 – 1）

（2）定点（11 个点）

①确定颊、舌面外形高点：画出牙冠近中面𬌗颈方向三等分线，在冠长的近颈1/5处找出颊面外形高点，用"✕"标出；在冠长的近颈 2/5 处找出舌面外形高点，用"✕"标出。

②确定颊、舌面颈缘点：在 b 线上找到颈宽点，分别用"✕"标出。

③确定颊、舌牙尖点：在 a 线上冠厚的近颊 1/7 处找出颊尖点，用"✕"标出；在冠厚的近舌 1/4 处找出近中舌尖点，用"✕"标出。

④确定𬌗缘最低点：在冠长的近𬌗 1/4 与中线交界处找出𬌗面最低点（沟底），用"✕"标出。

⑤确定颈线最凹点：根据近中颈曲度（2.0 mm），找出近中颈曲线与中线的交点，用"×"标出。

⑥确定根分叉点：在根长的 1/2 与根厚中线偏舌侧的交界处找出根分叉点，用"×"标出。

⑦确定根尖点：根据数据颊根 24.0 mm、舌根 26.0 mm，在 c 线上中线偏舌侧确定舌根根尖点，用"×"标出；中线偏颊侧确定颊根根尖点，用"×"标出。两根分开相距很远。

（3）连线：绘出近中面的冠根外形。根据上颌第一磨牙近中面冠根外形特点，颊尖较高而锐利，舌尖低而圆钝，颊缘直，舌缘圆突，颊侧根与舌侧根分开相距很远，描绘出近中面的冠根外形轮廓。

5. 描绘远中面形态：远中面形态的描绘方法与近中面大致相同，不同之处为远中颊尖点在冠厚的近颊 1/5 处，略低于近中颊尖；远中舌尖点在冠厚的近舌 1/6 处，略低于近中舌尖；远中颈曲度为 0.0 mm；远中面较近中面小而圆突（图 6-12）。

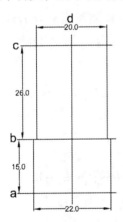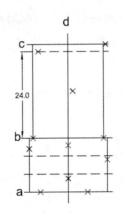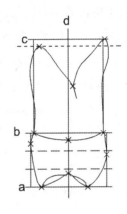

图 6-11 描绘近中面形态

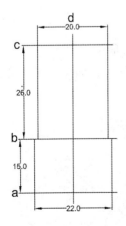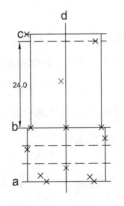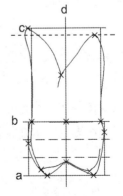

图 6-12 描绘远中面形态

6. 描绘𬌗面形态（图 6 - 13）：

（1）确定范围

①作出互相垂直的两条虚线：用铅笔在坐标纸上先画出近远中向的中线 b，然后画出与其相垂直的颊舌向中线 d。

②确定冠宽、冠厚：根据冠宽（20.0 mm）、冠厚（22.0 mm）画出长方形，确定冠宽、冠厚。（数据来源于表 6 - 1）

（2）定点

①确定近、远中面外形高点：在冠厚的颊 1/3 处找出近中接触区，用"×"标出；在冠厚的舌 2/5 处找出远中接触区，用"×"标出。

②确定颊、舌面外形高点：在冠宽的中部分别找出颊、舌侧外形高点，用"×"标出；颊侧外形高点略偏近中。

（3）连线：绘出𬌗面形态。根据上颌第一磨牙𬌗面的外形特点，舌边缘嵴长于颊边缘嵴，近中边缘嵴较远中边缘嵴短而直，近中颊𬌗角及远中舌𬌗角为锐角，远中颊𬌗角及近中舌𬌗角为钝角，绘出𬌗面的斜方形。画出颊沟（将颊侧𬌗缘平分为近、远中两部分）、近中沟、远中舌沟（近中舌尖占 2/3、远中舌尖占 1/3），注意斜嵴和三角嵴的走行方向，边缘嵴的宽度为 1.0 ~ 2.0 mm。

7. 完成描绘 各面形态初步完成后，对照模型、图谱检查各部分的尺寸。

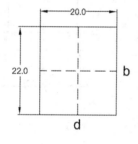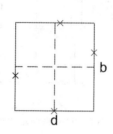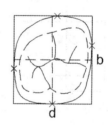

图 6 - 13 描绘𬌗面形态

五、注意事项

1. 必须熟悉上颌第一磨牙的解剖形态，严格按照比例进行描绘。

2. 颈线最凸点、颊舌面外形高点、近远中面接触区、近远中颈曲度、牙尖等定点要准确。

3. 绘图使用的铅笔笔尖应尽量细，避免因绘图线太粗造成误差。

4. 连线要连续流畅，符合牙体外形轮廓特点。

六、考核评定

右上颌第一磨牙牙体描绘（放大 2 倍）

序号	考核内容	评分标准	配分	得分
1	描绘颊面形态	数据测量无误、定点准确、连线流畅，线条均匀清晰，颊面形态把握准确	20	
2	描绘舌面形态	数据测量无误、定点准确、连线流畅，线条均匀清晰，舌面形态把握准确	20	
3	描绘近中面形态	数据测量无误、定点准确、连线流畅，线条均匀清晰，近中面形态把握准确	20	
4	描绘远中面形态	数据测量无误、定点准确、连线流畅，线条均匀清晰，远中面形态把握准确	20	
5	描绘𬌗面形态	数据测量无误、定点准确、连线流畅，线条均匀清晰，𬌗面形态把握准确	20	
合计			100	

任务三　立体形态——三倍大右上颌
第一磨牙石膏牙雕刻

一、目的要求

1. 通过对三倍大右上颌第一磨牙石膏牙的雕刻，牢固掌握其解剖形态及生理特点。

2. 掌握石膏牙的雕刻方法、步骤和操作技术。

3. 掌握石膏牙雕刻工具的使用方法和注意事项。

二、实训内容

1. 雕刻形成三倍大右上颌第一磨牙石膏牙二面体。

2. 雕刻形成三倍大右上颌第一磨牙石膏牙四面体。

3. 雕刻形成三倍大右上颌第一磨牙石膏牙多面体。

4. 雕刻形成三倍大右上颌第一磨牙石膏牙外形轮廓。

5. 精修完成三倍大右上颌第一磨牙石膏牙的雕刻。

三、实训器材

三倍大石膏棒、三倍大右上颌第一磨牙牙体线图（图 6 - 14）、三倍大右上颌第一磨牙牙体浮雕图（图 6 - 15）、三倍大右上颌第一磨牙牙体多面体图（图 6 - 16），直尺、铅笔、红蓝铅笔、橡皮，石膏切刀、雕刻刀，储水盆、小毛巾，垫板、牙刷等。

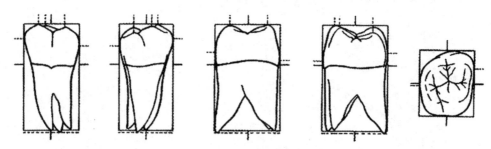

图 6 - 14　三倍大右上颌第一磨牙牙体线图

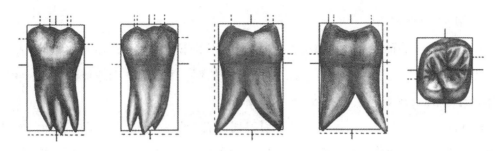

图 6-15 三倍大右上颌第一磨牙牙体浮雕图

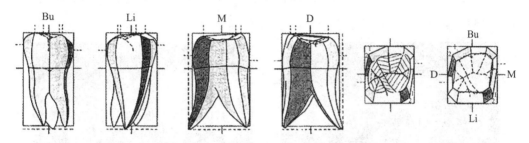

图 6-16 三倍大右上颌第一磨牙牙体多面体图

四、方法和步骤

(一) 形成二面体

1. 描绘近、远中面形态 确定石膏棒的近、远中面和颊舌面。分别在线图、浮雕图和多面体图的各个轴面上，描绘中轴、冠根分界线、外形高点、邻接点、殆缘、根尖。把上述标志点精确地转移到石膏棒上，并在石膏棒上描绘近、远中面的初步形态。(图 6-14，6-15，6-17)

2. 切割颊舌面，形成二面体 在准确地画完线后，把石膏棒放入水中浸泡 2~3 分钟。用石膏切刀切削石膏块的颊舌面，形成近、远中面的初步轮廓。最后在切割面上，根据近、远中面冠根分界的位置恢复唇舌面的冠根分界线，根据在外形高点上残留的中线恢复颊舌面上的中线。(图 6-18)

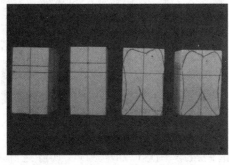

图 6-17 描绘近、远中面形态

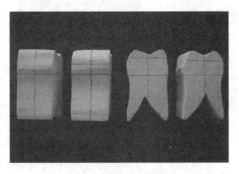

图 6-18 切割颊舌面，形成二面体

（二）形成四面体

1. 描绘颊、舌面形态　在切削过的三倍大右上颌第一磨牙石膏棒颊、舌面上描绘颊、舌面形态，按照三倍大牙体线图，在石膏棒的颊、舌面上准确地描绘出颊、舌面牙体轮廓外形。（图 6 - 14，6 - 15，6 - 19）

2. 切割邻面，形成四面体　用石膏切刀切削石膏块的邻面，形成颊舌面的初步轮廓，最终形成四面体。根据颊舌面冠根分界的位置，准确、清晰地恢复被切削的冠根分界线；根据在外形高点上残留的中轴，准确、清晰地恢复近、远中面上的中轴。（图 6 - 20）

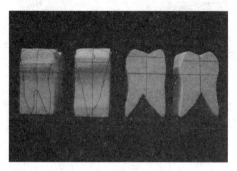

图 6 - 19　描绘颊、舌面形态

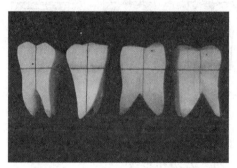

图 6 - 20　切割邻面，形成四面体

（三）形成多面体

1. 描绘各轴面最突出部分　在各个轴面根据三倍大牙体浮雕图（图 6 - 15）的轴线形态画出各个轴线。在浮雕图上正确描绘各个轴面的轴嵴，即各轴面最突出部分；把浮雕图上的轴嵴正确转移到石膏棒上。（图 6 - 21）

2. 描绘第一次 1/2 等分线　在轴嵴与外形边缘之间，画第一次 1/2 等分线。（图 6 - 22）

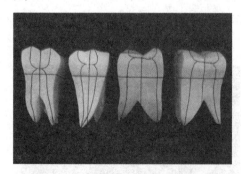

图 6 - 21　描绘各轴面最突出部分

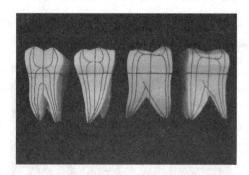

图 6 - 22　描绘第一次 1/2 等分线

3. 切割第一次 1/2 等分线　用石膏切刀沿两条第一次 1/2 等分线，切除之间所夹持的轴面角，使之成斜面，同时补画冠根分界线。（图 6 - 23）

4. 描绘第二次 1/2 等分线　在轴嵴与外形边缘之间，画第二次 1/2 等分线。（图 6-24）

5. 多面体成形　用石膏切刀切除相邻的两条等分线之间的多余部分，形成多面体。（图 6-25）

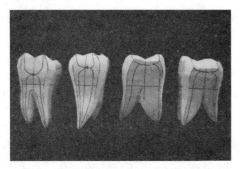

图 6-23　切割第一次 1/2 等分线

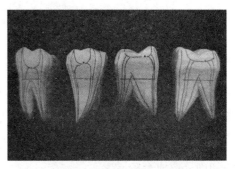

图 6-24　描绘第二次 1/2 等分线

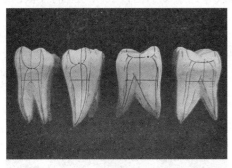

图 6-25　多面体成形

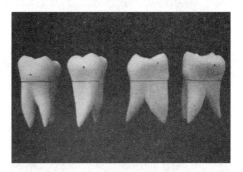

图 6-26　四面成形

（四）形成外形轮廓

外形轮廓修整包括四面成形、牙颈线成形和𬌗面成形。

1. 四面成形（图 6-26）

（1）牙冠成形的方法和步骤：参考浮雕图，修整各个轴面的轴嵴。参照𬌗面观，依次修整颊侧轴面轮廓、近中面轴面轮廓、舌侧轴面轮廓、远中面轴面轮廓，使之与线图的𬌗面观的各轴面外围轮廓一致。舌侧与近中衔接的轴面角、颊侧与近中衔接的轴面角、舌侧与远中衔接的轴面角、颊侧与远中衔接的轴面角，要与线图的𬌗面观的各轴面角一致。参照线图的颊舌面观，正确雕刻颊舌沟。修整后的各轴面外形与浮雕图的轮廓一致，流畅衔接，同时注重衬托出各个外形高点和邻接点。

雕刻时，先刮除前一步切削斜面得到的交线，然后准确地画出轴线，同时为颊舌沟做准确定位，最后就是选用小雕刻刀，做精细雕刻。在雕刻时，需要注意的是，整个牙体表面上没有过分锐利的角或嵴，也没有过分的凹陷或沟。注意颊面近、远中边缘嵴的差异，颈 1/3 突度的表现，颊沟的长短。在雕刻时，要适当地选用雕刻刀的刀尖和刀的中部。在精修过程中要仔细，用力要均匀，切削的幅度不能太大。

（2）牙根成形的方法和步骤：在修整牙根时，主要是适当缩小牙根大小，加强牙根与牙冠间的和谐。值得注意的是上颌第一磨牙有3个牙根，它们有明显的特征，按线图要求雕刻舌根形态，雕刻舌根在近远中根、舌侧的根冠连接形态；形成舌根的近、远中轴嵴，形成近、远中根的舌侧轴嵴。完成近远中根、舌根内侧的轴嵴雕刻，完成舌根根尖形态的雕刻，分别在颊侧、近远中面形成分根处的凹陷和近中根上的凹陷。

2. 牙颈线成形

（1）描绘、勾勒牙颈线：参照线图，在石膏棒上描绘牙颈线（图6-27）。检查合格后，用雕刻刀将描绘出的牙颈线勾勒一周，注意深度要适宜。

（2）形成台阶：在牙颈线下方1 mm处画线，用雕刻刀沿该线从牙根向牙冠沿着牙颈线切削，形成台阶。

（3）消除台阶：在牙颈线上方1 mm处画线，用雕刻刀沿该线从牙冠向牙根沿着牙颈线切削，消除台阶。

（4）形成牙颈线：用雕刻刀使牙颈线上下部位连接流畅，勾勒出清晰的牙颈线。

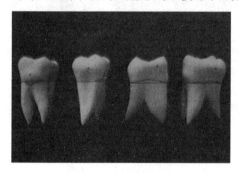 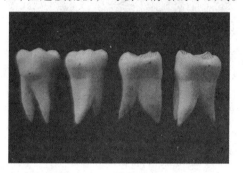

图6-27 描绘牙颈线　　　　　　　图6-28 描绘牙尖斜度

3. 𬌗面成形　𬌗面应该在石膏牙外形轮廓成形后再雕刻，确定牙尖、主三角嵴、沟、窝的位置。在𬌗面雕刻之前先将两侧的邻面进行衔接，并确定邻面边缘嵴的高度。𬌗面的雕刻可以分为牙尖位置和大小的划分（包括主沟的形成）、主三角嵴走向的确定、副沟的形成。

（1）修整牙尖斜度：参照线图形成牙尖斜度（图6-28），并进一步修整成形，确定各个牙尖的大小（图6-29）。在石膏牙上画出中央沟、颊沟、舌沟（图6-30），并勾勒近中点隙、中央窝、远中窝的转移，按照中央窝最深、近中点隙最浅的原则，形成窝、沟、点隙（图6-31）。

（2）确定三角嵴的走向与形态：参考浮雕图（图6-15），描绘各个三角嵴的走向，用雕刻刀形成三角嵴。把刀刃置于副沟，刀刃卧在三角嵴的最突处附近，分别从𬌗缘向中央沟方向用刀。

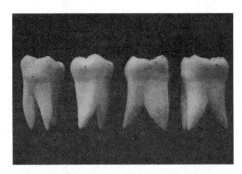

图 6 - 29　修整完牙尖斜度

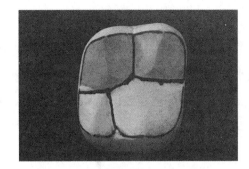

图 6 - 30　中央沟、颊沟、舌沟

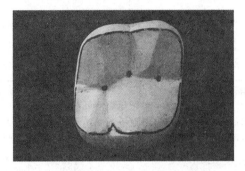

图 6 - 31　窝、沟、点隙

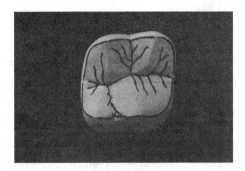

图 6 - 32　描绘副沟

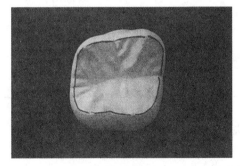

图 6 - 33　雕刻完副沟

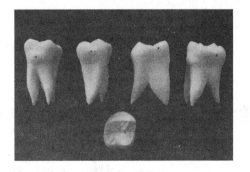

图 6 - 34　修整完成

（3）副沟的雕刻：参照三倍大线图，描绘副沟，其长度应为线图上副沟长度的一半（图 6 - 32）。按主沟深于副沟的原则，用雕刻刀的刀尖勾勒副沟。靠近𬌗缘另一半的副沟，需用刀勺形成凹陷（图 6 - 33）。

（五）修整完成（图 6 - 34）

1. 牙体表面的润饰　用雕刻刀的刃、背及勺润饰牙体表面，使各面光滑。

2. 勾勒牙颈线　用雕刻刀再次勾勒出清晰的牙颈线。

3. 检查流畅性　按浮雕图检查石膏牙各轴面的外形高点、邻接点、凹凸衔接程度，应流畅衔接。

五、注意事项

1. 冠部𬌗面整体形态应为斜方形，颊舌径大于近远中径，颊面由近中向远中舌倾较小。

2. 注意斜嵴的连接位置不是近中舌尖与远中颊尖的对角线上，而是在两三角嵴连接处偏远中。

3. 注意确保边缘嵴的厚度。

4. 各牙尖三角嵴方向不能集中于𬌗面中心点，需要按照嵴的走形和沟的位置关系雕刻各斜面。

六、考核评定

三倍大右上颌第一磨牙石膏牙雕刻

序号	考核内容	评分标准	配分	得分
1	颊面形态	似梯形，𬌗缘大于颈缘；近中缘较平直，远中缘较圆突；近中颊尖略宽于远中颊尖，两尖之间有颊沟；颈缘线大致水平，在根分叉处有根间突起，外形高点位于颈 1/3 处	15	
2	舌面形态	与颊面相似或略小；近中舌尖宽于远中舌尖，两舌尖之间有远中舌沟，偏向远中；舌侧牙颈线较平；外形高点在中 1/3 处	15	
3	邻面形态	似梯形，颊缘较直，舌缘圆突；近中面宽大平坦，远中面狭小圆突；外形高点在𬌗 1/3 处，近中面接触区较远中面接触区更靠近颊侧	20	
4	𬌗面形态	呈斜方形，近中颊𬌗角为锐角，近中舌𬌗角为钝角；近中舌尖最大，远中舌尖最小；近中舌尖三角嵴与远中颊尖三角嵴斜形相连形成斜嵴；有较大的近中窝（中央窝）和较小的远中窝；有 3 条发育沟，近中沟、颊沟和远中舌沟	20	
5	颈缘线	颈缘线清晰准确，无刻沟或者台阶	5	
6	牙根形态	三根，近中颊根、远中颊根和舌根；根的形态；轴面角的衔接，分根的位置	5	
7	整体情况	比例协调，表面光亮、无台阶、无刻痕	10	
8	素质考核	工作台卫生整洁，节约耗材、无浪费	10	
合计			100	

七、思考题

1. 上颌第一磨牙𬌗面的形态特征有哪些？

2. 雕刻𬌗面时窝沟如何雕刻？主副沟的层次如何表现？

3. 牙颈线如何雕刻？雕刻时应注意哪些事项？

任务四 立体形态——等倍大右上颌第一磨牙石膏牙雕刻

一、目的要求

1. 通过对等倍大右上颌第一磨牙石膏牙的雕刻,牢固掌握其解剖形态及生理特点。

2. 掌握牙冠各轴面外形高点的确定和描绘方法。

3. 掌握牙冠𬌗面牙尖的确定和描绘方法。

4. 掌握牙冠各面轮廓线的描绘方法。

5. 掌握石膏牙的雕刻方法、步骤和操作技术。

6. 掌握石膏牙雕刻工具的使用方法和注意事项。

二、实训内容

1. 雕刻成形等倍大右上颌第一磨牙石膏牙框架。

2. 雕刻成形等倍大右上颌第一磨牙石膏牙二面体。

3. 雕刻成形等倍大右上颌第一磨牙石膏牙四面体。

4. 雕刻成形等倍大右上颌第一磨牙石膏牙多面体。

5. 雕刻成形等倍大右上颌第一磨牙石膏牙四面。

6. 精修完成等倍大右上颌第一磨牙石膏牙的雕刻。

三、实训器材

1.5 cm×1.5 cm 石膏棒、右上颌第一磨牙牙形尺或等倍大牙体线图、牙体浮雕图、牙体雕刻多面体图,直尺、铅笔、红蓝铅笔、橡皮,石膏切刀、雕刻刀,一盆清水、小毛巾,垫板、牙刷、爽身粉等。

四、方法和步骤

(一)石膏框架成形

1. 描绘框架及标志物

方法:参照表 6 - 1 的数据,根据图 6 - 35,把牙体规格及外形高点、邻接点、牙尖点、冠根分界线，以及4个轴面的中轴用耐水铅笔转移到石膏棒上。

要求：上述标志物应尽可能精确。

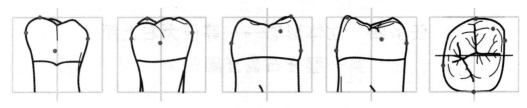

图6-35 上颌第一磨牙五面观

2. 石膏框架切削成形

方法：用石膏切刀从颊舌面或近、远中面入手切削均可。先修整两侧，再修整另两侧。如有必要，可预先在石膏棒上记录方位（颊面、舌面、近中面、远中面）。底座四周应平整。

要求：切削成形的框架应与牙体规格一致。

3. 刻入中轴、冠根分界线

方法：为防止后续操作中标志线消失，用小雕刻刀在4个轴面刻入中轴、冠根分界线。沟痕以浅为好，不宜过深。

要求：刻入的中轴需与描记的中轴一致。

（二）二面体成形

1. 描绘近中面牙体形态

方法：参照线图，正确描绘近、远中面牙体形态。

要求：为防止沾水后铅笔印痕消失，需使用耐水铅笔。描绘近中面牙体形态后，需用牙形尺检查。检查时需使牙形尺和石膏牙的中轴与冠根分界线的"十字"相吻合。如出现形态偏差，需立即修改，否则将影响牙体整体的平衡感、协调感。

2. 二面体切削成形

方法：用石膏切刀上下推拉，切削到线。为提高工作效率，尽量不用小雕刻刀。再次用牙形尺检查二面体形态。

要求：近、远中面牙体形态应与牙形尺一致，不多切，不少切。

（三）四面体成形

1. 描绘颊舌面形态及𬌗面主沟形态

方法：参照线图，正确描绘颊侧牙体形态及舌侧牙尖（邻接点以上）形态。因颊侧大于舌侧，舌侧按颊侧切削（除舌侧牙尖外），故无须描绘舌侧近、远中缘形态。需正确描绘𬌗面的主沟形态。

要求：同等倍大右上颌第一前磨牙石膏牙雕刻。

2. 颊舌面切削成形

方法：用石膏切刀沿上述边缘线切削成形。用小雕刻刀沿𬌗面主沟形态，在 4 个轴面正确形成牙尖斜度，使𬌗面上的主沟成为各斜面的交界处。

要求：颊面及部分舌面外形轮廓需与线图一致。近、远中邻接点不应成为悬突。正确保留牙根底部的形态。𬌗面的主沟位置不应出现偏差。

（四）多面体成形

1. 多面体成形原理　𬌗面观各轴面外形最突处连线及其轴面角以弧线的方式存在。多面体的成形原理是不仅用直线形式表现𬌗面观的各条弧线，同时通过 1 个轴面角为 2 个斜面的形式，使牙体形态呈现出更多的斜面，使其更接近于牙体特征的弧线，见图 6 - 36。

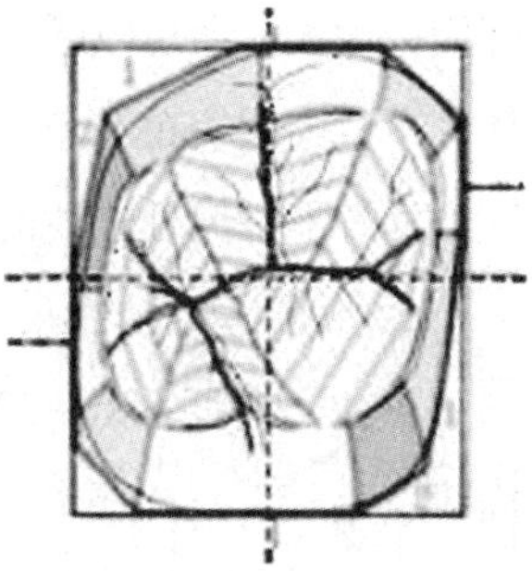

图 6 - 36　𬌗面多面体与线图的关系

2. 正确描绘各个轴面的多面体线条

方法：参照图 6 - 37，估算外形轮廓线与中轴、冠根分界线、外形高点之间的距离，并将其正确转移到石膏棒上。雕刻技能熟练后，可不参考多面体图形，通过𬌗面观推测多面体的合理位置。

要求：在正确理解多面体成形原理的基础上，尽可能使多面体边缘线与多面体图形（或与𬌗面观图形的伸展）相一致。

3. 切削多面体

方法：按照多面体边缘线切削各斜面。

要求：切削多面体时，不得破坏颊侧牙颈的突度。

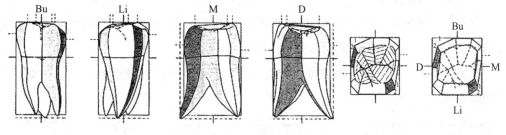

图 6 - 37　各轴面外形多面体图

（五）颊侧成形

颊侧成形的操作范围包括：整个颊侧、近颊轴面角、近中轴面外形最突处连线、远颊轴面角、远中轴面外形最突处连线、颊侧所有牙尖嵴、颊侧近中和远中根的内外侧形态。

1. 修整颊侧近、远中邻面外形最突处连线的轮廓

方法：参照图 6-38，用小雕刻刀修整颊侧近、远中邻面外形最突处连线的轮廓。修整的范围是两侧邻接点下方和根冠连接处。

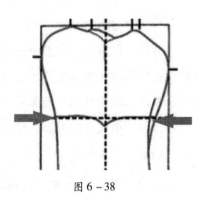

图 6-38

要求：近中缘较平直，远中缘圆突有凹陷。远中邻面突度大。通过收腰，在确保颈宽的前提下，需正确体现平直与圆突的形态对比。如四面体切削正确，近、远中面外形最突处连线的轮廓无异常，可省略本步骤。

2. 形成远颊轴面角

方法：参照图 6-39，用小雕刻刀形成、修整远颊轴面角，使其与远中颊尖及远中面流畅衔接。

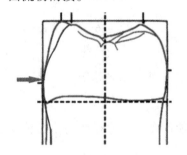
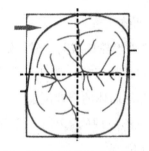
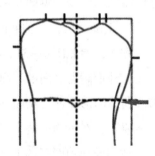

图 6-39　远颊轴面角的形态

要求：预先充分理解远中轴面角的形态。从三维的各个角度检查远中轴面角的形态是否流畅。远颊轴面角为钝角。

3. 形成颊侧的凹陷

方法：参照图 6-40，用铅笔在颊侧描绘出凹陷范围。颊侧凹陷的最低处高于颊侧外形高点。用小雕刻刀沿凹陷的两侧边缘线，形成凹陷。

要求：注意凹陷的弧度和高度。凹陷的中间深，两侧浅。该凹陷需与远中面颈部的凹陷流畅衔接。

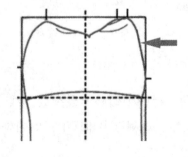
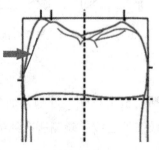
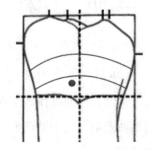

图 6-40　颊侧的凹陷

4. 修整颊面外形最突处连线

方法：参照图 6-41，6-42，在颊侧描绘近中颊尖和远中颊尖的轴面外形最突处连线和颊沟，在石膏牙的𬌗面描绘颊侧固有𬌗面边缘的连线。参照图 6-41，用小雕刻刀沿近、远中颊尖最突处连线修整，使近、远中颊尖的轴面外形最突处连线真正成为颊侧最突出部分；参照图 6-42，用小雕刻刀形成近颊轴面外形最突处部分的连线，修整其形态，顺势形成近颊轴面角的形态（图 6-43）。

要求：颊侧两条外形最突处连线的侧面观，需与近、远中面观的颊侧外形最突处连线一致，并与近颊轴面角流畅衔接，且符合锐角的要求。不得削除颊侧外形高点。

5. 形成颊沟

方法：参照图 6-41，用小雕刻刀形成颊沟。

要求：颊沟与石膏棒颊侧中轴的位置一致，颊沟不宜过深，往牙根方向渐浅。颊沟总长度不超过颊侧冠长的一半。不能改变近中颊尖和远中颊尖 1:1 的比例关系。

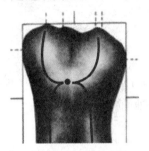

图 6-41 颊侧轴面外形最突处部分连线

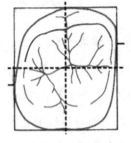

图 6-42 颊侧固有𬌗面形

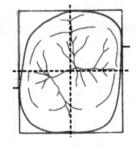

图 6-43 近颊轴面角𬌗面观

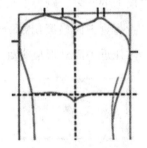

图 6-44 颊侧牙尖形态

6. 形成颊侧牙尖斜度

方法：参照图 6-44，用小雕刻刀形成近、远中颊尖的牙尖斜度。修改牙尖斜度后，因改变了固有𬌗面的边缘形态，会使固有𬌗面变大。为此，需再次参照𬌗面观，修整颊侧缘，恢复固有𬌗面的边缘形态。

要求：两个颊尖嵴的长度要协调。不得改变牙尖斜度、𬌗缘形态、固有𬌗面形态、颊沟的位置。仔细观察牙尖嵴，充分表现其特有的凹凸效果。

7. 形成近颊根和远颊根

方法：参照图6-45，形成近、远中面外形最突处连线形态。用雕刻刀形成颊侧近、远中根的分根形态。

要求：必须先修整近、远中面外形最突处连线，即先确定牙根外侧的厚度，再修整分根。参照冠根分界线及其舌侧中轴，确定分根的位置，保持协调感，以此正确表现牙根的凹凸。

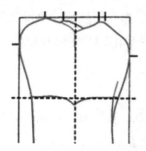
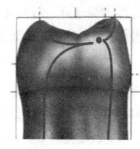
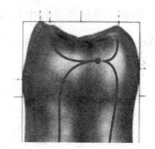

图6-45　牙根近远中缘轴面外形最突处连线

（六）近中面成形

近中面成形的操作范围包括：近颊根的颊侧轴面外形突度、舌面外形最突处连线的形态、近中牙冠和牙根的凹陷、近舌轴面角、近颊轴面角。

1. 形成近中面外形最突处连线

方法：用小雕刻刀修整近中轴面外形最突处连线（图6-45），并用小雕刻刀形成牙冠和近中根上的凹陷，顺势形成近颊轴面角（图6-46）。

要求：需与近中面最突出部分连线一致。近中面的凹陷不宜过深。通过正确、适度的凹陷，衬托近中面外形最突处连线。

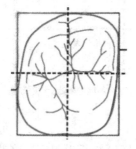
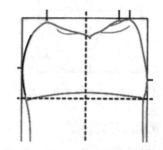

图6-46　舌颊轴面角和近舌轴面角　　　图6-47　舌侧近中外形最突处连线

2. 形成舌侧近中外形最突处连线

方法：参照图6-47，用小雕刻刀修整舌侧近中外形最突处连线的形态，特别是𬌗缘形态。用小雕刻刀顺势形成近舌轴面角。

要求：应与近中线图的舌侧近中外形最突处连线一致。舌侧缘为弧线。注意近舌及近颊轴面角的衔接形态。

3. 形成颊侧近中分根

方法：用小雕刻刀在近中面形成近颊根和舌根之间的分根形态。

要求：近中面舌根的轴面外形最突处连线不得超过近中颊根的突度。分根的凹陷不得过深。

（七）远中面成形

远中面成形的操作范围包括：远颊根的颊面最突处连线的形态、舌侧远中外形最突处形态、远中面牙冠和牙根的凹陷、远舌轴面角、远颊轴面角。

1. 形成远中面外形最突处连线

方法：修整远中面外形最突处连线形态。参照图6-45，用雕刻刀形成牙冠和牙根上的凹陷，顺势形成远颊轴面角（图6-48）。远颊轴面角需与远中面和颊面流畅衔接。

要求：需与远中面最突处连线一致。通过正确、适度的凹陷，衬托远中面外形、最突处连线。

2. 形成舌侧远中外形最突处连线

方法：参照图6-49，用小雕刻刀修整舌侧远中外形最突处连线的形态，特别是𬌗缘形态、远舌轴面角。用小雕刻刀顺势形成远舌轴面角（图6-48）。

要求：应与远中线图的舌面外形最突处连线一致。舌侧缘为弧线。注意近舌轴面角的衔接形态。

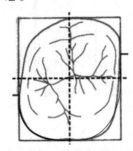

图6-48 远颊轴面角和远舌轴面角

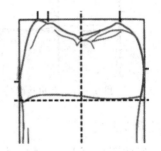

图6-49 舌侧远中外形最突处连线

3. 形成远中分根

方法：用小雕刻刀在远中面形成远颊根和舌根之间的分根形态。

要求：远中面舌根的外形最突处连线不得突于远颊根。分根的凹陷不得过深。

（八）舌面成形

舌面成形的操作范围包括：舌沟成形、舌面外形最突处连线的成形、舌侧所有牙尖嵴成形、舌根内侧成形、近舌轴面角和远舌轴面角成形。

1. 形成舌侧牙尖斜度

方法：参照图6-50，形成舌尖的牙尖斜度，方法与颊侧牙尖斜度的成形相同。

要求：与颊侧牙尖斜度的成形相同。

2. 形成舌根

方法及要求：与上述颊侧牙根的成形基本相同，不同之处为舌侧无分根。

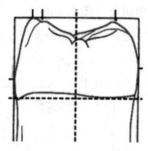

图6-50 舌侧牙尖形态

（九）𬌗面成形

1. 确定近、远中边缘嵴的高度

方法：参照图6-51，6-52，描记近、远中边缘嵴的高度，用小雕刻刀沿该线去除过剩部分。在视觉上取其厚度的中段，在石膏牙上描绘近、远中边缘嵴突出部分的连线。

要求：测量线图上近、远中邻接点距边缘嵴的位置，将其转移到石膏牙上。近、远中边缘嵴呈弧线形式，不是直线形式。近、远中边缘嵴的高度和位置应与近、远中线图一致，使𬌗面呈菱形。近颊轴面角为锐角，远颊轴面角为钝角。近中边缘嵴长，远中边缘嵴短。

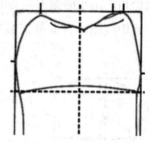

图6-51 近中边缘嵴   图6-52 远中边缘嵴

2. 确定牙尖斜度

方法：参照图6-53，6-54，仔细核对邻面观各个牙尖的斜度。如牙尖斜度过小，用铅笔描记后，再以小雕刻刀去除过剩处。

要求：各个牙尖斜度需与线图的近、远中面观一致。

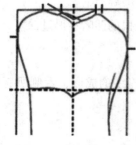
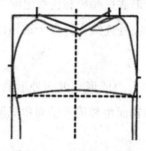
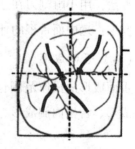

图6-53 颊侧牙尖斜度   图6-54 邻面牙尖斜度   图6-55 主三角嵴走向

3. 确定三角嵴的走向

方法：参照图 6 – 55，描记各个牙尖内斜面高光处的连线，用小雕刻刀沿该线形成 1 个三角嵴为 2 个斜面的方式，形成三角嵴的走向。

要求：仔细检查三角嵴走向的协调性（弧线的形态）。近中舌尖与远中颊尖在𬌗面中央斜行相连，构成斜嵴。

4. 确定主沟的位置

方法：参照图 6 – 56，用小雕刻刀的刀尖轻轻勾勒主沟。

要求：主沟的位置需与图 6 – 56 一致。主沟不宜过深，否则会不必要地加大牙尖斜度。主沟应该成为各个三角嵴内斜面下方边缘线的交会处。在斜嵴形成主沟时，不能使远中颊尖和近中舌尖完全断开。

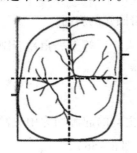 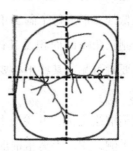

图 6 – 56　主沟的位置　　　　图 6 – 57　窝的位置

5. 窝的形成

方法：参照图 6 – 57，用牙形尺分别测量图上中央窝、远中窝、近中点隙的位置，并将其标注在石膏牙上。如位置及其协调性无误，则按上述排序形成窝的深度。因中央窝、远中窝已与𬌗面上的斜面协调，此时应使近中点隙成为近中颊尖的近中内斜面、近中舌尖的近中内斜面、近中边缘嵴斜面的衔接点。

要求：中央窝的深度 > 远中窝的深度 > 近中点隙的深度。近中点隙和远中窝的成形，将决定近、远中边缘嵴的厚度；近中边缘嵴应有一定的厚度，但不能过厚；远中边缘嵴的厚度大于近中边缘嵴的厚度。

6. 确定副沟的位置

方法：参照图 6 – 58，用纤细的铅笔记录副沟的位置、走向。经用牙形尺检查正确无误后，用小雕刻刀的刀尖轻轻刻入副沟。

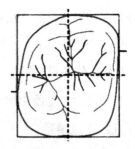

图 6 – 58　副沟的位置、走向

要求：副三角嵴的两侧必然存在副沟。为确定副沟与三角嵴的协调性，先用铅笔在石膏牙上描绘三角嵴的走向，再用铅笔在石膏牙上描绘副沟的位置、走向。需仔细检查石膏牙上副沟的位置、走向是否与线图一致，三角嵴、副三角嵴的位置和形态是否协调。刻入副沟时，在目视能观察到副沟的前提下，宜浅不宜深，否则会不必要地加大牙尖斜度。

7. 形成三角嵴

方法：用小雕刻刀的刀刃沿副沟和三角嵴的走向线，形成带曲度的斜面。用勺修整三角嵴，可使其锐利，也能适度修改其走向。（图 6 – 55）

要求：刀刃的作用是锐化三角嵴；勺的作用以钝化为主，在牙尖嵴上也能起到适度的锐化作用。雕刻三角嵴时，不得加大牙尖斜度。

8. 形成副三角嵴

方法：用铅笔在石膏牙上描绘副三角嵴的走向。用勺沿该走向修整，所有副三角嵴需从高处走往低处，形成每个副三角嵴为两个带圆弧的斜面。

要求：所有副三角嵴的面积及其锐利度不得大于、等于三角嵴。副三角嵴应具备一定的宽度。必要时可删减某些不必要的副三角嵴。

9. 勾勒主沟

方法：用铅笔描绘主沟，并检查其协调性。主沟的起源均为中央窝。使小雕刻刀的刀刃朝颊侧或舌侧，用左手拇指推形成主沟。（图 6 – 56）

要求：𬌗面上近中沟、远中沟、颊沟及舌沟的深度、粗细需保持一致。为防止牙尖斜度过大，应注意成形的力度，主沟不宜过深。主沟需以一条线的形式存在，不能有多条同时存在。勾勒主沟时，手指需做好支点。

10. 形成副沟

方法：副沟的起源为主沟。用纤细的刀尖轻轻勾勒副沟。靠近𬌗缘的一半用勺形成凹陷，并与𬌗缘（三角嵴、副三角嵴）流畅衔接。（图 6 – 58）

要求：原则上副沟的长度不得超过靠近主沟一侧长度的一半，副沟从主沟起源后逐渐朦胧，在𬌗缘附近成为凹陷，需控制好形成副沟的力度。颊舌侧线图牙尖嵴上最高的部分为三角嵴的起源处，各个三角嵴两侧的突出部分为副三角嵴的起源处，凹陷为副沟在𬌗缘附近的终结处。

11. 𬌗面的润饰　与等倍大右上颌第一前磨牙石膏牙雕刻相同。

（十）作品提交的准备

与等倍大右上颌中切牙石膏牙雕刻相同。

五、注意事项

与等倍大右上颌中切牙石膏牙雕刻相同。

六、考核评定

等倍大右上颌第一磨牙石膏牙雕刻

序号	考核内容	评分标准	配分	得分
1	颊面形态	似梯形，𬌗缘大于颈缘；近中缘较平直，远中缘较圆突；近中颊尖略宽于远中颊尖，两尖之间有颊沟；颈缘线大致水平，在根分叉处有根间突起，外形高点位于颈 1/3 处	15	
2	舌面形态	与颊面相似或略小；近中舌尖宽于远中舌尖，两舌尖之间有远中舌沟，偏向远中；舌侧牙颈线较平；外形高点在中 1/3 处	15	
3	邻面形态	似梯形，颊缘较直，舌缘圆突；近中面宽大平坦，远中面狭小圆突；外形高点在𬌗 1/3 处，近中面接触区较远中面接触区更靠近颊侧	20	
4	𬌗面形态	呈斜方形，近中颊𬌗角为锐角，近中舌𬌗角为钝角；近中舌尖最大，远中舌尖最小；近中舌尖三角嵴与远中颊尖三角嵴斜形相连形成斜嵴；有较大的近中窝（中央窝）和较小的远中窝；有 3 条发育沟，近中沟、颊沟和远中舌沟	20	
5	颈缘线	颈缘线清晰准确，无刻沟或者台阶	5	
6	牙根形态	三根，近中颊根、远中颊根和舌根；根的形态；轴面角的衔接，分根的位置	5	
7	整体情况	比例协调，表面光亮、无台阶、无刻痕	10	
8	素质考核	工作台卫生整洁，节约耗材、无浪费	10	
合计			100	

七、思考题

1. 在雕刻时如何表现𬌗面的斜方形和斜嵴？

2. 雕刻三倍大与等倍大的右上颌第一磨牙，在多面体雕刻中有哪些不同？

任务五　立体形态——右上颌第一磨牙滴蜡塑形

一、目的要求

1. 通过右上颌第一磨牙滴蜡塑形，进一步掌握第一磨牙的解剖形态。

2. 熟悉磨牙冠滴蜡塑形的方法。

3. 掌握各种蜡形材料的性能、使用方法及注意事项。

4. 掌握各类塑形工具的使用方法。

二、实训内容

1. 掌握滴蜡塑形的基本方法。

2. 掌握右上颌第一磨牙滴蜡塑形技术。

三、实训器材

完整的石膏牙模型一副、铸造蜡、红蓝铅笔、酒精灯、小雕刻刀、蜡成形器、封闭硬化剂、间隙保持剂、棉花、手术刀片等。

四、方法和步骤

（一）检查工作模，画咬合标志线

参照前述任务。

（二）牙体预备

1. **𬌗面预备**　用铅笔在右上颌第一磨牙𬌗面上方 1.5～2 mm 处画一条横行标志线，用雕刻刀沿标志线去除石膏牙体组织。

2. **邻面预备**　自𬌗面向龈端方向去除牙体组织 1.9～2.3 mm，使各邻面轴壁方向相互平行或向𬌗端聚合 2°～5°。

3. **颊面预备**　均匀刻去颊面 1.2～1.5 mm 的石膏牙体组织。

4. **舌面预备**　沿舌面解剖外形均匀刻去 1.2～1.5 mm 的石膏牙体组织。

5. **肩台预备**　用雕刻刀在龈下 0.5 mm 处，将颊、邻、舌面牙颈部预备成宽度约

1 mm的90°肩台。

（三）涂布封闭硬化剂与分离剂

在已经进行牙体预备的右上颌第一磨牙的各面、邻牙的邻接面及对颌牙的𬌗面上，按滴蜡塑形右上颌中切牙相同的方法涂布封闭硬化剂与分离剂。

（四）滴蜡塑形

把已预备的代模用浸蜡法或滴蜡法均匀地加蜡，形成内层蜡冠，通常厚度为0.3~0.5 mm。（图6-59）

1. 滴塑牙尖　在已确定的牙尖位置上，用专用蜡直立法堆高牙尖，形似圆锥体，分别按近中颊尖、远中颊尖、近中舌尖、远中舌尖滴堆，堆完后用对颌模型确定牙尖咬合高度与平衡性。添加或修整多余的部分，完成牙尖的形态。（图6-60）

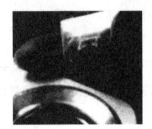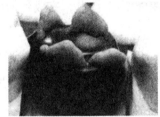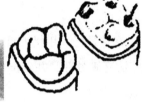

图6-59　形成内层牙冠　　　　　　图6-60　滴塑牙尖

2. 加出边缘嵴和颊、舌面轴嵴　边缘嵴的形成类似双尖牙的形成方法：沿所确定的边缘嵴的位置，从近中颊尖的近中边缘嵴开始，按近中边缘、舌侧边缘、远中边缘、颊侧边缘加蜡，再参考同名牙边缘嵴的特点修整完成其外形（图6-61）。在颊、舌面分别加出颊侧和舌侧的轴嵴。注意与牙齿长轴的平行度。

3. 形成轴面　采用铸造蜡，从颊轴线角、舌轴线角、近中和远中边缘嵴添加蜡，然后形成轴面和邻面（图6-62），以恢复与邻牙协调的外形突度和邻接关系，修整外形及颈缘。要求颊面的外形高点在颈1/3处，舌面的外形高点在中1/3处。

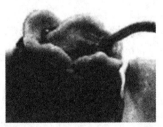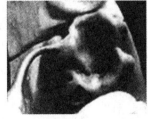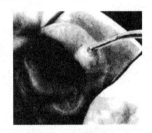

图6-61　加出边缘嵴和颊、舌面轴嵴　　　　图6-62　形成轴面

4. 加出三角嵴　按同名牙颊尖三角嵴的高度、方向和解剖外形，结合已形成的牙尖、边缘嵴，从牙尖顶开始沿三角嵴方向和位置向窝的方向滴蜡，形成三角嵴。添加

或修整多余的部分，完成三角嵴和斜嵴的形态。（图6-63）

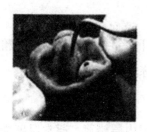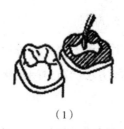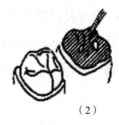

（1）　　　　　　　（2）

图6-63　加出三角嵴

5. 窝和沟的形成　用加热的滴蜡器蘸少量蜡，使其缓缓滴流到窝、沟的正确位置，形成近中窝和远中窝。参照同名牙窝、沟的方向，修整完成颊沟、远舌沟、近中沟和远中沟的外形，完成沟的雕塑。（图6-64）

6. 完成外形　参照同名牙的形态特点，完成各面的外形雕刻，使之完全符合该牙的解剖特点。

7. 修整颈缘　用蜡刀沿牙冠颈缘将已经形成蜡形颈部的蜡切去1 mm左右。再重新加蜡液充满颈部，并延长0.5~1 mm，待蜡冷却后用蜡刀去掉多余的部分并整体修整合适。（图6-65）

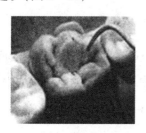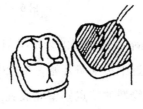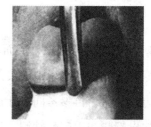

图6-64　窝和沟的形成　　　　　图6-65　修整颈缘

8. 修整完成　参照对侧同名牙的形态特点，反复检查修整，使之完全符合该牙的解剖特点，并与对颌石膏模型咬合关系紧密，无咬合高点，近、远中邻接点位置正确。

取出蜡形，检查各面是否光滑，是否与牙体组织密合。最后完成各面的外形雕刻，并吹光。

五、注意事项

同左上颌中切牙滴蜡塑形。

六、考核评定

右上颌第一磨牙滴蜡塑形

序号	考核内容	评分标准	配分	得分
1	颊面形态	似梯形，𬌗缘大于颈缘；近中缘较平直，远中缘较圆突；近中颊尖略宽于远中颊尖，两尖之间有颊沟；颈缘线大致水平，在根分叉处有根间突起，外形高点位于颈 1/3 处	15	
2	舌面形态	与颊面相似或略小；近中舌尖宽于远中舌尖，两舌尖之间有远中舌沟，偏向远中；舌侧牙颈线较平；外形高点在中 1/3 处	15	
3	𬌗面形态	呈斜方形，近中颊𬌗角为锐角，近中舌𬌗角为钝角；近中舌尖最大，远中舌尖最小；近中舌尖三角嵴与远中颊尖三角嵴斜形相连形成斜嵴；有较大的近中窝（中央窝）和较小的远中窝；有 3 条发育沟，近中沟、颊沟和远中舌沟	20	
4	邻接关系	与邻牙邻接关系准确；外形高点在𬌗 1/3 处，近中面接触区较远中面接触区更靠近颊侧	10	
5	咬合关系	与对颌牙咬合关系准确	10	
6	颈缘线	颈缘线清晰准确，无刻沟或者台阶	10	
7	整体情况	比例协调，表面光亮、无台阶、无刻痕	10	
8	素质考核	安全、正确使用酒精灯；工作台卫生整洁，节约耗材、无浪费	10	
合计			100	

七、思考题

1. 上颌第一磨牙𬌗面的斜嵴该如何塑形？应注意哪些问题？

2. 简述上颌第一磨牙𬌗面 4 个牙尖的大小顺序。

项目小结

　　本项目旨在通过对上颌磨牙牙体解剖形态的学习，掌握上颌磨牙的具体形态，能够对比分析上颌第一磨牙和第二磨牙的异同，准确把握其特征，为理解上颌磨牙的应用和牙体雕刻打下坚实基础。本项目通过对右上颌第一磨牙牙体形态的描绘、三倍大和等倍大右上颌第一磨牙的石膏牙雕刻以及可塑材料的牙塑形，旨在使学生更进一步掌握上颌磨牙的牙体解剖形态与表面解剖标志，锻炼学生牙体雕刻和牙体塑形的技能，为牙体形态恢复和牙体塑形奠定坚实的基础。

 练习题

1. 上颌第一磨牙有哪些解剖学特征？
2. 上颌第一、二磨牙有什么区别？

项目七　下颌磨牙类的解剖形态

【项目目标】

素质目标：

1. 具有严谨求实的治学态度、高度负责的敬业精神、精益求精的工作作风。

2. 具有一定的辩证思维能力和理论联系实际的能力。

3. 具有局部与整体相统一、人体整体性的思想观点。

4. 具有安全意识、节约意识和团队协作精神。

知识目标：

1. 掌握下颌磨牙类的牙体解剖形态结构与表面解剖标志。

2. 掌握下颌磨牙牙体描绘的方法和步骤。

3. 掌握下颌磨牙牙体雕刻的方法和步骤。

能力目标：

1. 能够正确区分下颌 6 颗磨牙。

2. 能够准确画出下颌磨牙 5 个面的牙体形态平面图。

3. 能够熟练应用雕刻工具雕刻出下颌磨牙的石膏模型。

4. 能够熟练应用雕刻工具雕刻出下颌磨牙的蜡牙冠。

▚▚ 任务一　认识下颌磨牙类的解剖形态 ▚▚

下颌磨牙位于下颌，左右各3个，共6个，与上颌磨牙存在以下区别：①上颌磨牙的牙冠较直；下颌磨牙的牙冠倾向舌侧。②上颌磨牙牙冠的近远中径小于颊舌径，𬌗面呈斜方形；下颌磨牙牙冠的近远中径大于颊舌径，𬌗面呈长方形。③上颌磨牙舌尖为功能尖，故颊尖锐而舌尖钝；下颌磨牙颊尖为功能尖，故颊尖钝而舌尖锐。④上颌磨牙一般有3个根；下颌磨牙一般有2个根。

一、下颌第一磨牙（mandibular first molar）

下颌第一磨牙为恒牙中萌出最早的牙，约在6岁时萌出，称为六龄牙。其𬌗面尖、嵴、窝、沟、斜面最多，也是下颌牙中体积最大的。

（一）牙冠（dental crown）

1. 颊面（buccal surface）（图7-1）　①总体观：呈梯形，近远中宽度大于𬌗龈高度（冠宽＞冠长）。②四个缘：近中缘较长而直，远中缘较短而突，颈缘较平，𬌗缘长于颈缘。𬌗缘由近、远中颊尖和远中尖的5条牙尖嵴连续组成。③两个半牙尖：即近中颊尖、远中颊尖和远中尖的部分牙尖。三尖中以近中颊尖最大，远中尖最小。近中颊尖与远中颊尖有颊轴嵴与颊沟平行，远中尖的颊轴嵴不明显。④两条沟：有颊沟和远颊沟通过牙尖之间，颊沟的末端形成点隙。近中颊尖与远中颊尖之间有颊沟分开，颊沟来自𬌗面跨过颊边缘嵴至颊面中部，与牙体长轴平行，末端形成点隙；远中颊尖与远中尖之间有远颊沟分开，远颊沟亦来自𬌗面越过颊边缘嵴至颊面的1/3处，其沟较短而浅，末端无点隙。⑤外形高点：在颈1/3处的颊颈嵴。

2. 舌面（lingual surface）（图7-2）　①总体观：呈梯形，小于颊面且光滑圆突。②四个缘：近中缘较长而直，远中缘较短而突，颈缘较平，𬌗缘由近、远中舌尖的4条牙尖嵴组成。③两个牙尖：近中舌尖略宽于远中舌尖，舌轴嵴不明显。④一条沟：两舌尖之间有舌沟通过，舌沟与牙体长轴平行，止于舌面中1/3处，末端无点隙。⑤外形高点：位于中1/3处的舌颈嵴。

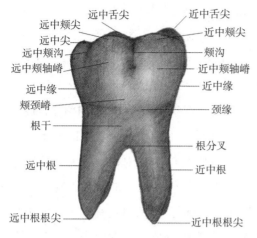

图 7-1 右下颌第一磨牙颊面观   图 7-2 右下颌第一磨牙舌面观

3. 邻面（proximal surface）（图 7-3）　①总体观：呈四边形。因牙冠明显向舌侧倾斜，故颊缘与牙颈构成的颊颈角和舌缘与𬌗缘构成的舌𬌗角较锐，颊缘与𬌗缘构成的颊𬌗角和舌缘与牙颈构成的舌颈角较钝。颊尖低而钝，舌尖高而锐。②近中面：较大而平整，其𬌗 1/3 处稍突，颈 1/3 处略凹陷，接触区在𬌗 1/3 的颊 1/3 与中 1/3 交界处，且紧靠𬌗缘。③远中面：小于近中面，较圆突，接触区在𬌗 1/3 的中 1/3 处，位于𬌗缘稍下。

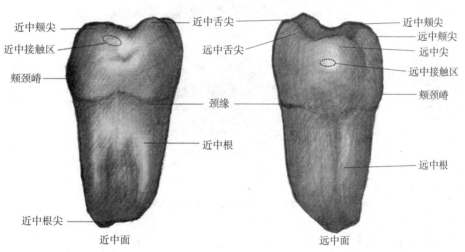

图 7-3 右下颌第一磨牙邻面观

4. 𬌗面（occlusal surface）（图 7-4）　①总体观：呈长方形。近远中径大于颊舌径，形态复杂。②边缘嵴：𬌗面的四周由四条边缘嵴围成，即颊边缘嵴、舌边缘嵴、近中边缘嵴和远中边缘嵴。颊边缘嵴由近中颊尖、远中颊尖和远中尖部分尖的 5 条牙尖嵴组成，舌边缘嵴由近、远中舌尖的 4 条牙尖嵴组成；近中边缘嵴短而直，远中边缘嵴稍长。③牙尖：可见 5 个牙尖，即近中颊尖、远中颊尖、近中舌尖、远中舌尖和远中尖。颊侧牙尖短而圆，为功能尖；舌侧牙尖长而锐，为非功能尖。远中尖最小，位于颊面与远中面交界处。④三角嵴：𬌗面5个牙尖5条三角嵴从牙尖顶伸向中央窝，其中以远中颊尖三角嵴最长，远中尖三角嵴最短。⑤斜面：每一牙尖均有4个斜面，即颊尖的近、远中颊斜面和颊尖的近、远中舌斜面，舌尖也是如此。当上下颌牙对位咬合时，舌尖的舌斜面与对颌牙无咬合接触，舌尖的颊斜面和颊尖、远中尖的颊斜面、舌斜面均有咬合接触。⑥窝：有3个，中央窝位于𬌗面的中央，呈较大的菱形，由近中颊、舌尖三角嵴和远中颊、舌尖三角嵴围成。近中窝位于近中颊、舌尖三角嵴和近中边缘嵴之间；近中窝较小，位于近中边缘嵴内侧，呈较小三角形；远中窝位于远中颊、舌尖三角嵴和远中边缘嵴之间，亦呈较小的三角形。⑦点隙：有3个，中央窝内有中央点隙；近中窝内有近中点隙；远中窝底部有远中点隙。⑧发育沟：有5条发育沟，即颊沟、远颊沟、舌沟、近中沟和远中沟。颊沟由中央点隙伸向颊侧，经近中颊尖和远中颊尖之间至颊面；舌沟由中央点隙伸向舌侧，经近中舌尖和远中舌尖之间至舌面；近中沟由中央点隙伸向近中，止于近中边缘嵴之内；远中沟由中央点隙伸向远中，止于远中边缘嵴之内；远颊沟位于远中颊尖与远中尖之间，从远中沟上分出，向远颊方向到颊面。

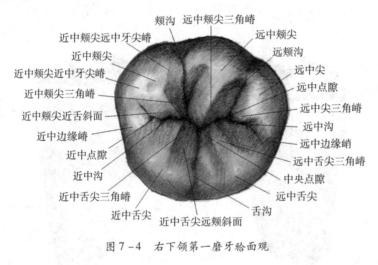

图7-4 右下颌第一磨牙𬌗面观

（二）牙根（dental root）

牙根为扁而厚的双根，分为近中根和远中根，根干短且根分叉度较大。近中根比远中根稍大，根尖弯向远中，近中根的近、远中根面有较深的长形凹陷；远中根的长形凹陷仅在其近中根面可见，根尖亦弯向远中。约有22%的远中根可再分根，分为颊、舌两根，其中远中舌根短小弯曲。

二、下颌第二磨牙（mandibular second molar）

（一）牙冠（dental crown）

下颌第二磨牙体积较下颌第一磨牙略小，依形态不同有两种尖型，即五尖型和四尖型。

五尖型解剖形态和下颌第一磨牙相似。牙冠𬌗面上亦有 5 个牙尖，但较圆钝。

四尖型解剖形态和下颌第一磨牙不同。牙冠𬌗面呈方圆形，只有 4 个牙尖，其中近中牙尖大于远中牙尖；有 4 条发育沟，呈"十"字形分布。整个𬌗面形似"田"字，是该牙的特点。（图 7 - 5）

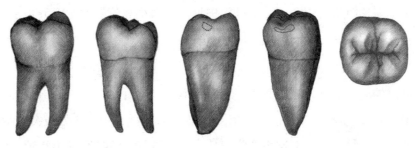

图 7 - 5　右下颌第二磨牙各面观

1. 颊面：呈梯形，近中缘较直，远中缘较突，颈缘较平直，𬌗缘较宽，有 2 个较圆钝的牙尖，即近中颊尖和远中颊尖，两颊尖之间有颊沟通过，至颊面中部，末端形成点隙。两条颊轴嵴均较明显，并与颊沟、牙体长轴平行。有时颊颈嵴在近中侧显突。外形高点在颊颈嵴处。

2. 舌面：大小与颊面相似，光滑圆突，𬌗缘可见 2 个较尖锐的牙尖，即近中舌尖和远中舌尖。两舌尖之间有舌沟通过，至舌面1/3处，末端无点隙。

3. 邻面：与下颌第一磨牙相似，稍突。

4. 𬌗面：①总体观：呈方圆形，颊边缘嵴、舌边缘嵴、近中边缘嵴及远中边缘嵴约等长。②牙尖：有 4 个，即近中颊尖、远中颊尖、近中舌尖、远中舌尖，其大小约相等。③三角嵴：有 4 条，近中颊尖三角嵴由其牙尖顶端斜向舌侧偏远中至𬌗面中部；远中颊尖三角嵴由其牙尖顶端斜向舌侧偏近中至𬌗面中部；近中舌尖三角嵴由其牙尖顶端斜向颊侧偏远中至𬌗面中部与近中颊尖三角嵴相对；远中舌尖三角嵴由其牙尖顶端斜向颊侧偏近中至𬌗面中部与远中颊尖三角嵴相对。④窝：有 3 个，中央窝位于𬌗面中央，即 4 条三角嵴的中央，呈较大的菱形；近中窝位于近中颊、舌尖三角嵴和近中边缘嵴之间，呈较小三角形。远中窝位于远中颊、舌尖三角嵴和远中边缘嵴之间，亦呈三角形。⑤点隙：3 个窝的底部分别形成中央点隙、近中点隙和远中点隙。⑥发育沟：有 4 条，呈"十"字形分布。颊沟，自中央点隙向颊侧经两颊尖之间跨越颊边缘嵴至颊面；舌沟，自中央点隙向舌侧经两舌尖之间跨越舌边缘嵴至舌面；近中沟，自中央点隙伸向近中至近中边缘嵴内侧；远中沟，自中央点隙伸向远中至远中边缘嵴内侧。整个𬌗面形似一"田"字形。

（二）牙根（dental root）

为扁圆而厚的双根，近中根和远中根，根干短，分叉度小，相距较近，皆偏远中。极少数（占3%）近中根可再分根，即近中颊根、近中舌根和远中根。少数牙近、远中根颊侧融合，舌侧仍分开，牙根横断面呈"C"字形，故称为C形根。

三、下颌第三磨牙（mandibular third molar）

下颌第三磨牙的变异较多，是全口牙中形态、大小和位置发生变异最多的牙，尤以牙阻生最常见。

（一）牙冠（dental crown）

有的牙冠较大，𬌗面有5个牙尖，类似下颌第一磨牙；有的牙冠较小，𬌗面有4个牙尖，类似下颌第二磨牙（图7-6）。牙冠各轴面较光滑，中1/3处最突。𬌗面缩小，整个牙冠似球形。𬌗面形态常发生变异，牙尖、发育沟、嵴与窝等不清晰，副沟甚多（图7-7）。

（二）牙根（dental root）

牙根的数目、大小、形状亦多变异不定，常融合成一锥形根，也有分叉成2个根或3个根，甚至更多。牙根也有细小、弯曲或肥大等。

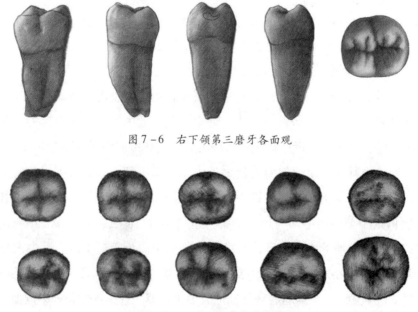

图7-6　右下颌第三磨牙各面观

图7-7　𬌗面形态常发生变异

任务二　平面形态——右下颌第一磨牙牙体描绘（放大2倍）

一、目的要求

1. 通过绘图进一步掌握下颌第一磨牙的解剖形态特点。

2. 学会右下颌第一磨牙牙体平面形态绘制的方法。

二、实训内容

描绘右下颌第一磨牙的4个轴面（颊面、舌面、近中面、远中面）和1个𬌗面的牙体形态。

三、实训器材

透明三角尺、直尺、黑色2B铅笔、红蓝铅笔、坐标纸、右下颌第一磨牙模型、图谱。

四、方法和步骤

1. 将下颌第一磨牙各部位尺寸放大2倍（表7-1）。

表7-1　下颌第一磨牙各部位尺寸参考值（单位：mm）

下颌第一磨牙	冠长	根长	冠宽	颈宽	冠厚	颈厚	近中颈曲度	远中颈曲度
平均值	7.5	14.0	11.0	9.0	10.5	9.0	1.0	0.0
放大2倍值	15.0	28.0	22.0	18.0	21.0	18.0	2.0	0.0

2. 描绘颊面形态（图7-8）：

（1）确定范围

①冠根分界线和牙体中线：用铅笔在坐标纸上先画出冠根分界线b，然后画出与其相垂直的中线d。

②确定冠长、根长、冠宽和颈宽：根据冠长（15.0 mm）、根长（28.0 mm）用铅笔画出 a、c 两条与 b 平行的线，根据冠宽（22.0 mm）、颈宽（18.0 mm）分别作出冠宽线和颈宽线。（数据来源于表 7 - 1）

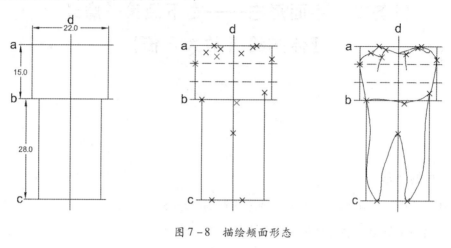

图 7 - 8　描绘颊面形态

（2）定点（15 个点）

①确定近、远中接触点：画出牙冠颊面殆颈方向三等分线，在冠长的近殆 1/4 处找出近中接触区用"✕"标出，在冠长的近殆 1/3 处找出远中接触区用"✕"标出，确定冠宽点。

②确定近、远中颈曲线的最凹点：根据近中颈曲度（2.0 mm）、远中颈曲度（0.0 mm）和颈宽（18.0 mm），确定近、远中颈曲线的最凹点，用"✕"标出。

③确定颈线最凸点：颊面颈线形成"V"形突向根方，在冠根分界线的中点偏近中处根方确定颈线最凸点，用"✕"标出。

④确定牙尖点：在冠宽的近中 1/5 处找出近中舌尖点，用"✕"标出，在冠宽的远中 1/4 处找出远中舌尖点，用"✕"标出；在冠宽的近中 1/4 处找出近中颊尖点，用"✕"标出，在冠宽的远中 1/3 处找出远中颊尖点，用"✕"标出；在冠宽的远中 1/7 处找出远中尖点，用"✕"标出。舌尖高于颊尖，近中颊尖高于远中颊尖、远中尖，确定牙尖点。

⑤确定颊沟起始点：在冠宽的近中 2/5 与冠长的近殆 1/7 交界处找出近中颊沟起始点，用"✕"标出；在冠宽的远中 2/7 与冠长的近殆 1/5 的交界处找出远中颊沟起始点，用"✕"标出。

⑥确定根分叉点：在冠宽的 1/2 与根长的近颈 1/3 交界处找出根分叉，用"✕"标出。

⑦确定根尖点：在 c 线中线略偏近中确定近中颊根根尖点用"✕"标出，在 c 线中线偏远中确定远中颊根根尖点，用"✕"标出。

（3）连线：绘出颊面的冠根外形。根据下颌第一磨牙颊面冠根外形特点，颊尖圆钝，颊沟长，近中缘长直，远中缘短突，颈线中份突向根方，可见 2 个牙根，绘出颊面的冠根外形轮廓。

3. 描绘舌面形态（图 7 - 9）：

用与描绘颊面形态相同的方法描绘出舌面外形轮廓。但是近中舌尖点在冠宽的近中 1/5 处，远中舌尖点在冠宽的远中 1/4 处，舌尖较颊尖长而锐利，故在舌面看不到颊尖。舌沟起始点在冠宽的 1/2 与冠长的近𬌗 1/5 交界处。

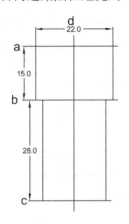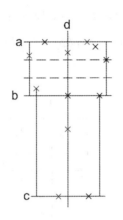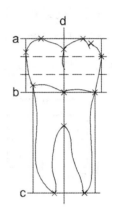

图 7 - 9　描绘舌面形态

4. 描绘近中面形态（图 7 - 10）：

（1）确定范围

①冠根分界线和牙体中线：用铅笔在坐标纸上先画出冠根分界线 b，然后画出与其相垂直的中线 d。

②确定冠长、根长、冠厚和颈厚：根据冠长（15.0 mm）、根长（28.0 mm）用铅笔画出 a、c 两条与 b 平行的线，根据冠厚（21.0 mm）、颈厚（18.0 mm）分别作出冠厚线和颈厚线。（数据来源于表 7 - 1）

（2）定点（9 个点）

①确定颊、舌面外形高点：画出牙冠近中面𬌗颈方向三等分线，在冠长的近颈 1/4 处找出颊面外形高点，用"×"标出；在冠长的近𬌗 1/3 处找出舌面外形高点，用"×"标出。

②确定颊舌面的颈缘点：在 b 线上找到颈宽点，分别用"×"标出。

③确定颊、舌牙尖点：在 a 线上冠厚的近颊 1/4 处找出颊尖点，用"×"标出；在冠厚的近舌 1/6 处找出近中舌尖点，用"×"标出。颊尖略低于舌尖。

④确定𬌗缘最低点：在冠长的近𬌗 1/4 与中线交界处找出𬌗面最低点（沟底），用"×"标出。

⑤确定颈线最凹点：根据近中颈曲度（2.0 mm），找出近中颈曲线与中线的交点，用"✕"标出。

⑥确定根尖点：在 c 线上与中线交界处确定近、远中根的根尖点，用"✕"标出。

（3）连线：绘出近中面的冠根外形。根据下颌第一磨牙近中面冠根外形特点，颊侧牙尖短而圆钝，舌侧牙尖长而锐利，颊侧缘直，舌侧缘圆突，描绘出近中面的冠根外形轮廓。

5. 描绘远中面形态：远中面形态的描绘方法与近中面大致相同，不同之处为远中颊尖点在冠厚的近颊 1/4 处，远中舌尖点在冠厚的近舌 1/8 处，颊尖均略低于舌尖，远中尖点在冠厚的近颊 2/5 与近𬌗 1/5 交界处；远中颈曲度为 0.0 mm；远中面较近中面小而圆突。（图 7 - 11）

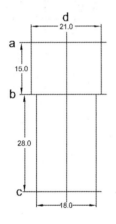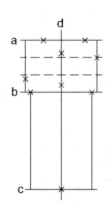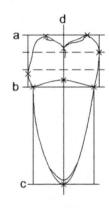

图 7 - 10　描绘近中面形态

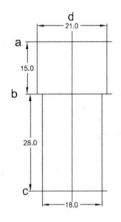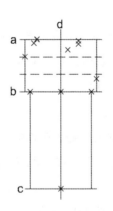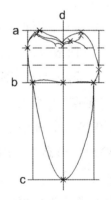

图 7 - 11　描绘远中面形态

6. 描绘𬌗面形态（图7-12）：

（1）确定范围

①作出互相垂直的两条虚线：用铅笔在坐标纸上先画出近远中向的中线b，然后画出与其相垂直的颊舌向中线d。

②确定冠宽、冠厚：根据冠宽（22.0 mm）、冠厚（21.0 mm）画出长方形，确定冠宽、冠厚。（数据来源于表7-1）

（2）定点

①确定近、远中面外形高点：在冠厚的1/3处（偏颊侧）找出近中接触区，用"×"标出；在冠厚的1/2处找出远中接触区，用"×"标出。

②确定颊、舌面外形高点：在冠宽的1/2处分别找出颊舌侧外形高点，用"×"标出。

（3）连线：绘出𬌗面形态。根据下颌第一磨牙𬌗面的外形特点，颊边缘嵴长于舌边缘嵴，近中边缘嵴较远中边缘嵴长而直，绘出𬌗面长方形，画出颊沟、远颊沟、舌沟、近中沟、远中沟；注意三角嵴和边缘嵴的走行方向、发育沟和副沟的形状，边缘嵴的宽度为1.0~2.0 mm。

7. 完成描绘　各面形态初步完成后，对照模型、图谱检查各部分的尺寸。

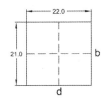 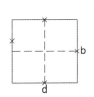 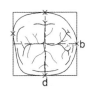

图7-12　描绘𬌗面形态

五、注意事项

1. 必须熟悉下颌第一磨牙的解剖形态，严格按照比例进行描绘。

2. 颈线最凸点、颊舌面外形高点、近远中面接触区、近远中颈曲度、牙尖等定点要准确。

3. 绘图使用的铅笔笔尖应尽量细，避免因绘图线太粗造成误差。

4. 连线要连续流畅，符合牙体外形轮廓特点。

六、考核评定

右下颌第一磨牙牙体描绘（放大 2 倍）

序号	考核内容	评分标准	配分	得分
1	描绘颊面形态	数据测量无误、定点准确、连线流畅，线条均匀清晰，颊面形态把握准确	20	
2	描绘舌面形态	数据测量无误、定点准确、连线流畅，线条均匀清晰，舌面形态把握准确	20	
3	描绘近中面形态	数据测量无误、定点准确、连线流畅，线条均匀清晰，近中面形态把握准确	20	
4	描绘远中面形态	数据测量无误、定点准确、连线流畅，线条均匀清晰，远中面形态把握准确	20	
5	描绘𬌗面形态	数据测量无误、定点准确、连线流畅，线条均匀清晰，𬌗面形态把握准确	20	
合计			100	

任务三 立体形态——三倍大右下颌第一磨牙石膏牙雕刻

一、目的要求

1. 通过对三倍大右下颌第一磨牙石膏牙的雕刻，牢固掌握其解剖形态及生理特点。

2. 掌握牙冠各面外形高点、邻接点的确定和描绘方法。

3. 掌握牙冠各面牙尖的确定和描绘方法。

4. 掌握牙冠各面轮廓线的描绘方法。

5. 掌握石膏牙的雕刻方法、步骤和操作技术。

6. 掌握石膏牙雕刻工具的使用方法和注意事项。

二、实训内容

1. 雕刻形成三倍大右下颌第一磨牙石膏牙二面体。

2. 雕刻形成三倍大右下颌第一磨牙石膏牙四面体。

3. 雕刻形成三倍大右下颌第一磨牙石膏牙多面体。

4. 雕刻形成三倍大右下颌第一磨牙石膏牙外形轮廓。

5. 精修完成三倍大右下颌第一磨牙石膏牙的雕刻。

三、实训器材

三倍大石膏棒、三倍大右下颌第一磨牙牙体线图（图 7 - 13）、三倍大右下颌第一磨牙牙体浮雕图（图 7 - 14）、三倍大右下颌第一磨牙牙体多面体图（图 7 - 15），直尺、铅笔、红蓝铅笔、橡皮，石膏切刀、雕刻刀，储水盆、小毛巾，垫板、牙刷等。

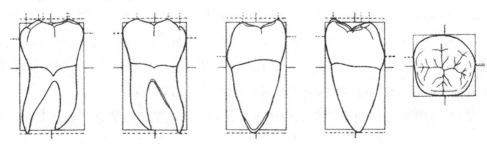

图 7 - 13　三倍大右下颌第一磨牙牙体线图

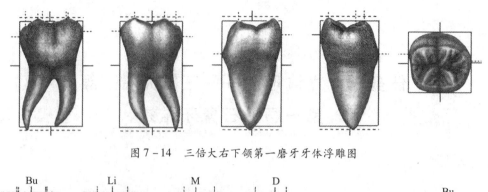

图 7-14　三倍大右下颌第一磨牙牙体浮雕图

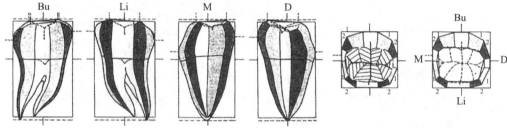

图 7-15　三倍大右下颌第一磨牙牙体多面体图

四、方法和步骤

(一) 形成二面体

1. 描绘近、远中面形态　确定石膏棒的近、远中面和颊舌面。分别在线图和浮雕图的各个轴面上，描绘中轴、冠根分界线、外形高点、邻接点、牙尖、根尖。把上述标志点精确地转移到石膏棒上，并在石膏棒上描绘近、远中面的初步形态。(图 7-16)

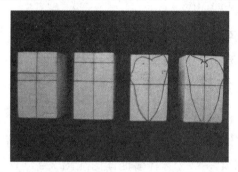

图 7-16　描绘近、远中面形态

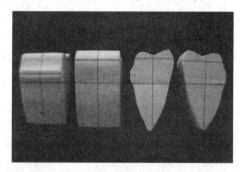

图 7-17　切割颊舌面，形成二面体

2. 切割颊舌面，形成二面体　在准确地画完线后，把石膏棒放入水中浸泡 2~3 分钟。按照近、远中面形态，用石膏切刀刀削石膏块的颊舌面，形成近、远中面的初步轮廓。最后在切割面上，根据近、远中面根冠分界的位置恢复颊舌面的冠根分界线，根据在外形高点上残留的中线恢复唇舌面上的中线。(图 7-17)

要求：切削好的两面体要能跟线图重合，同时切削的面要光滑平整，且为一个平面。

（二）形成四面体

1. 描绘颊舌面形态　按照三倍大牙体线图，在切削过的三倍大右下颌第一磨牙石膏棒颊舌面上准确地描绘出颊舌面牙体轮廓外形。（图 7 – 18）

要求：在石膏上画的线要尽量细，但要求清晰准确。牙轮廓线要平滑，不要反复描绘。同时在画图和雕刻过程中，要以外侧线为准。

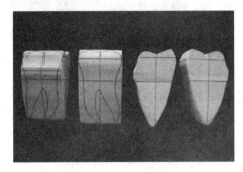 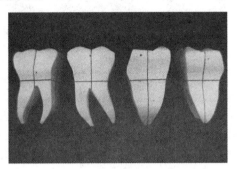

图 7 – 18　描绘颊舌面形态　　　　　　　图 7 – 19　切割邻面，形成四面体

2. 切割邻面，形成四面体　用石膏切刀照颊舌面形态切削石膏块的邻面，形成颊舌面的初步轮廓，最终形成四面体。根据颊舌面根冠分界的位置，准确、清晰地恢复被切削的冠根分界线；根据在外形高点上残留的中轴，准确、清晰地恢复近、远中面上的中轴。（图 7 – 19）

（三）形成多面体

1. 描绘各轴面最突出部分　在各个轴面根据三倍大牙体浮雕图的轴线形态画出各个轴线。在浮雕图上正确描绘各个轴面的轴嵴，即各轴面最突出部分。把浮雕图上的轴嵴正确转移到石膏棒上。（图 7 – 20）

2. 描绘第一次 1/2 等分线　在轴嵴与外形边缘之间，画第一次 1/2 等分线。（图 7 – 21）

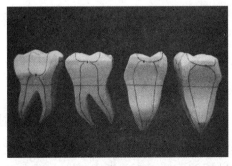 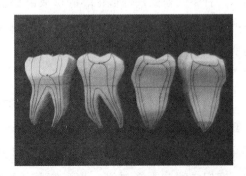

图 7 – 20　描绘各轴面最突出部分　　　　图 7 – 21　描绘第一次 1/2 等分线

3. 切割第一次 1/2 等分线　用石膏切刀沿两条第一次 1/2 等分线，切除之间所夹

持的轴面角，使之成斜面，同时补画冠根分界线。（图 7 – 22）

4. 描绘第二次 1/2 等分线　在轴嵴与外形边缘之间，画第二次 1/2 等分线。（图 7 – 23）

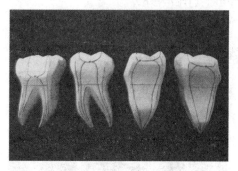 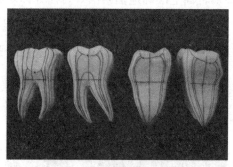

图 7 – 22　切割第一次 1/2 等分线　　　　图 7 – 23　描绘第二次 1/2 等分线

5. 多面体成形　用石膏切刀切除相邻的两条等分线之间的多余部分，形成多面体。（图 7 – 24）

多面体的切削是把规则的四面体向不规则的牙体进行转化的重要的一步。从牙的轴面观察，其外形轮廓的大小和形状是多面体切削走向和范围的重要参照。

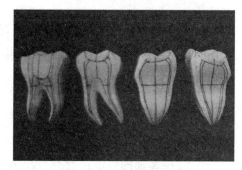

图 7 – 24　多面体成形

（四）形成外形轮廓

在上一步完成后，石膏棒虽然已经初有牙体的轮廓，但它的上面还残留着比较明显和尖锐的棱角，而事实上这些在牙体上是不应该存在的，所以现在要修整外形并最终成形。外形的形成是三倍大石膏牙雕刻中最为重要的一步。它关系到牙体的最终形态及牙体各部分之间的协调性，同时良好的外形还能给人一种美的享受。外形轮廓的形成需要清晰、准确地体现三倍大牙体浮雕图上所表现的凹和凸、平直和弯曲之间的对比和衬托关系。外形轮廓修整包括四面成形、牙颈线成形和𬌗面成形。

1. 四面成形（图 7 – 25）

（1）牙冠成形的方法和步骤：参照放大三倍浮雕图各轴面图形，修整各轴面外形，使其与图形的轮廓一致、衔接流畅，注重衬托出各个外形高点和邻接点。在雕刻时需要注意的是，整个牙体表面上不应该有过分锐利的角或嵴，也不应该有过分的凹陷或沟，它们之间是平缓过渡、相互依存、互相衬托的。颊面观，近中颊尖、远中颊尖、远中尖的宽度比例为 2：2：1，颊舌尖的高度从高到低为近中舌尖、远中舌尖、近中颊尖、远中颊尖、远中尖。颊面观根冠连接处，近中平直向外侧倾斜，远中圆突，有凹陷。颊面牙颈线平直，近中略高，中央形成"V"形，"V"形深度深于舌面的牙颈线。牙颈部的近、远中径显著变窄。

（2）牙根成形的方法和步骤：按线图要求，雕刻舌根形态，雕刻舌根在近、远中根、舌侧的根冠连接形态。按浮雕图要求，形成舌根的近、远中轴嵴和近、远中根的舌侧轴嵴。按浮雕图要求，完成近远中根、舌根内侧的轴嵴雕刻。按线图要求，完成舌根根尖形态的雕刻。按浮雕图要求，分别在颊侧、近远中面形成分根处的凹陷和完成近中根上的凹陷。

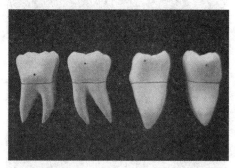

图 7 - 25 四面成形

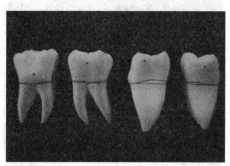

图 7 - 26 牙颈线成形

2. 牙颈线成形（图 7 - 26）

（1）描绘、勾勒牙颈线：参照线图，在石膏棒上描绘牙颈线。检查合格后，用雕刻刀将描绘出的牙颈线勾勒一周，注意深度要适宜。

（2）形成台阶：在牙颈线下方 1 mm 处画线，用雕刻刀沿该线从牙根向牙冠沿着牙颈线切削，形成台阶。

（3）消除台阶：在牙颈线上方 1 mm 处画线，用雕刻刀沿该线从牙冠向牙根沿着牙颈线切削，消除台阶。

（4）用雕刻刀使牙颈线上下部位连接流畅，勾勒出清晰的牙颈线。

3. 𬌗面成形 在行使咀嚼功能时，牙齿的主要功能来自牙尖和主三角嵴，而牙尖和主三角嵴位置的正确确定，又来源于牙体四面的准确和牙冠各面的协调，所以应该在石膏牙外形轮廓成形后再雕刻𬌗面，确定牙尖、主三角嵴、沟、窝的位置。𬌗面的雕刻可以分为牙尖位置和大小的划分（包括主沟的形成）、主三角嵴走向的确定、副沟的形成。

（1）修整牙尖斜度：参照线图形成牙尖斜度（图 7 - 27），并进一步修整成形，确定各个牙尖的大小（图 7 - 28）。在石膏牙上画出中央沟、颊沟、舌沟（图 7 - 29），并勾勒近中点隙、中央窝、远中窝的转移。按照中央窝最深、近中点隙最浅的原则，形成窝、沟、点隙（图 7 - 30）。

（2）确定三角嵴的走向与形态：参考浮雕图（图7-14），描绘各个三角嵴的走向，用雕刻刀形成三角嵴。把刀刃置于副沟，刀刃卧在三角嵴的最突处附近，分别从𬌗缘向中央沟方向用刀。

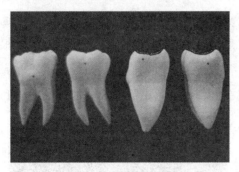

图7-27 描绘牙尖斜度

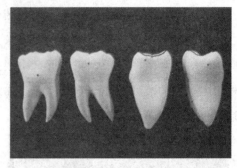

图7-28 修整完牙尖斜度

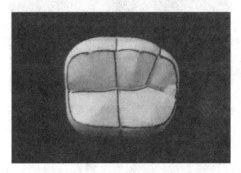

图7-29 中央沟、颊沟、舌沟

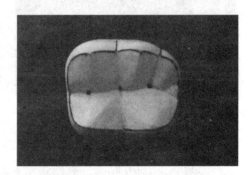

图7-30 窝、沟、点隙

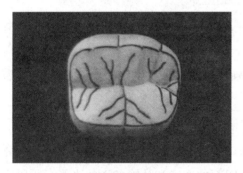

图7-31 描绘副沟

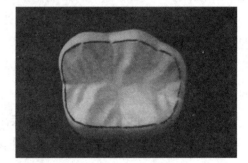

图7-32 雕刻完副沟

（3）副沟的雕刻：参照三倍大线图，描绘副沟，其长度应为线图上副沟长度的一半（图7-31）。按主沟深于副沟的原则，用雕刻刀的刀尖勾勒副沟。靠近𬌗缘另一半的副沟，需用刀勺形成凹陷。（图7-32）

（五）修整完成（图7-33）

1. 牙体表面的润饰　用雕刻刀的刃、背及勺润饰牙体表面，使各面光滑。

2. 勾勒牙颈线　用雕刻刀再次勾勒出清晰的牙颈线。

3. 检查流畅性　按浮雕图检查石膏牙各轴面的外形高点、邻接点、凹凸衔接程度，应流畅衔接。

五、注意事项

1. 牙冠𬌗面整体形态为长方形，近远中径大于颊舌径，颊侧宽于舌侧。

2. 牙冠舌倾，颊尖低而圆钝，舌尖高而锐利。

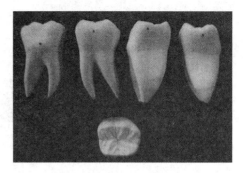

图 7-33　修整完成

3. 𬌗面 5 个牙尖顶位置要准确，各三角嵴长宽比例适当，窝沟深度合适。

4. 注意确保边缘嵴的厚度。

5. 各牙尖三角嵴方向不能集中于𬌗面中心点，需要按照嵴的走形和沟的位置关系雕刻各斜面。

六、考核评定

三倍大右下颌第一磨牙石膏牙雕刻

序号	考核内容	评分标准	配分	得分
1	颊面形态	呈倒梯形，近远中径大于𬌗龈径；𬌗缘处可见近中颊尖、远中颊尖及远中尖的半个牙尖，三者之间由颊沟、远中颊沟分隔开，颊沟末端有点隙；外形高点位于颈 1/3	15	
2	舌面形态	似颊面小而圆突；𬌗缘处可看见近、远舌尖由舌沟分隔开，舌沟末端无点隙；外形高点位于中 1/3	15	
3	邻面形态	呈四边形，颊尖较舌尖低，牙冠明显向舌侧倾斜；近中面宽平而，远中面窄小圆突；近、远中接触区均位于𬌗 1/3 偏颊侧	20	
4	𬌗面形态	呈长方形，5 个牙尖，5 条发育沟，3 个窝分布及大小正确	20	
5	颈缘线	颈缘线清晰准确，无刻沟或者台阶	5	
6	牙根形态	近远中双根，扁而厚，根尖偏远中	5	
7	整体情况	比例协调，表面光亮、无台阶、无刻痕	10	
8	素质考核	工作台卫生整洁、节约耗材、无浪费	10	
合计			100	

七、思考题

1. 下颌第一磨牙的𬌗面有哪些形态特征？

2. 在雕刻多面体时，牙根如何雕刻？如何使用工具？

3. 在雕刻时，为何要一直保留中线和冠根分界线？

任务四　立体形态——等倍大右下颌
第一磨牙石膏牙雕刻

一、目的要求

1. 通过对等倍大右下颌第一磨牙石膏牙的雕刻，牢固掌握其解剖形态及生理特点。

2. 掌握牙冠各面外形高点的确定和描绘方法。

3. 掌握牙冠𬌗面牙尖的确定和描绘方法。

4. 掌握牙冠各面轮廓线的描绘方法。

5. 掌握石膏牙的雕刻方法、步骤、操作技术。

6. 掌握石膏牙雕刻工具的使用方法和注意事项。

二、实训内容

1. 雕刻成形等倍大右下颌第一磨牙石膏牙框架。

2. 雕刻成形等倍大右下颌第一磨牙石膏牙二面体。

3. 雕刻成形等倍大右下颌第一磨牙石膏牙四面体。

4. 雕刻成形等倍大右下颌第一磨牙石膏牙多面体。

5. 雕刻成形等倍大右下颌第一磨牙石膏牙四面。

6. 精修完成等倍大右下颌第一磨牙石膏牙的雕刻。

三、实训器材

1.5 cm×1.5 cm石膏棒、右下颌第一磨牙的牙形尺或等倍大牙体线图、等倍大牙体投影薄膜、牙体浮雕图、牙体雕刻多面体图，直尺、铅笔、红蓝铅笔、橡皮，石膏切刀、雕刻刀，一盆清水、小毛巾，垫板、牙刷、爽身粉等。

四、方法和步骤

（一）石膏框架成形

1. 描绘框架及标志

方法：参照图 7-34，把牙体规格及外形高点、邻接点，牙尖，冠根分界线，以及

4 个轴面的中轴用耐水铅笔转移到石膏棒上。

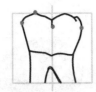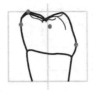

图 7 - 34　右下颌第一磨牙五面观

2. 石膏框架切削成形

方法：用石膏切刀从颊舌面或近、远中面入手切削均可。先修整两侧，再修整另两侧。如有必要，可预先在石膏棒上记录方位（颊面、舌面、近中面、远中面）。底座四周应平整，见图 7 - 35。

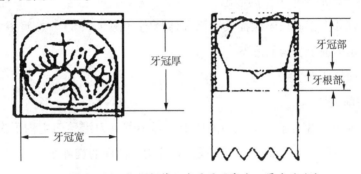

图 7 - 35　右下颌第一磨牙牙冠高度、厚度的确定

要求：切削成形的框架应与牙体规格一致。

3. 刻入中轴、冠根分界线

方法：为防止后续操作中标志线消失，现阶段用小雕刻刀在 4 个轴面刻入中轴、冠根分界线。沟痕宜浅，不宜过深。

要求：刻入的中轴需与描记的中轴一致。

（二）二面体成形

1. 描绘近中面牙体形态

方法：正确描绘近中面牙体形态。因近中面大于远中面，远中面按近中面切削，故无须描绘远中面牙体形态（图 7 - 36，7 - 37）。

要求：为防止沾水后铅笔印痕消失，需使用耐水铅笔。描绘近中面牙体形态后，需用牙形尺检查。检查时需使尺和石膏牙的中轴与冠根分界线的"十字"相吻合。如出现形态偏差，需立即修改，否则将影响牙的整体平衡感、协调感。

2. 二面体切削成形

方法：用石膏切刀上下推拉，切削到线。为提高工作效率，尽量不用小雕刻刀。再次用牙形尺检查二面体形态。

要求：近、远中面牙体形态应与牙形尺一致，不多切，不少切。

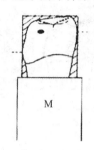

图 7 - 36　描绘近中牙体形态

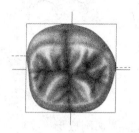

图 7 - 37　近中面积大于远中面积

（三）四面体成形

1. 描绘颊舌面外形及𬌗面主沟形态

方法：在石膏牙上正确描绘颊面及舌面牙体形态（图 7 - 38）。参照图 7 - 37，在石膏牙的𬌗面，正确描绘主沟的形态。

要求：同二面体成形。

2. 颊舌面切削成形

方法：用石膏切刀沿上述边缘线切削成形。用小雕刻刀沿𬌗面主沟形态，在四个轴面正确形成牙尖斜度，使𬌗面上的主沟成为各牙尖内斜面的交界线。

要求：轴面外形轮廓需与线图一致。近、远中邻接点不应成为悬突。正确保留牙根形态。𬌗面的主沟位置不应出现偏差。

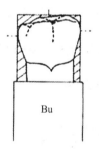

图 7 - 38　描绘颊面成形

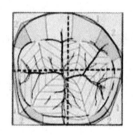

图 7 - 39　多面体𬌗面观与𬌗面线图的叠放观

（四）多面体成形

1. 多面体成形原理　𬌗面观各轴面外形最突处连线及其轴面角以弧线的方式存在。多面体的成形原理是不仅用直线形式表现𬌗面观的各个弧线，同时通过 1 个轴面角为 2 个斜面的形式，使牙体形态呈现出更多的斜面，使其更接近于牙体特征的弧线。（图 7 - 39）

2. 正确描绘各个轴面的多面体

方法：参照图 7 - 40，估算多面体的边缘线与中轴、冠根分界线、外形高点之间的距离，将其正确转移到石膏棒上。雕刻技能熟练后，可不参考多面体图形，通过殆面观推测多面体的合理位置。

要求：在正确理解多面体成形原理的基础上，尽可能使多面体边缘线与多面体图形（或与殆面观图形的伸展）相一致。

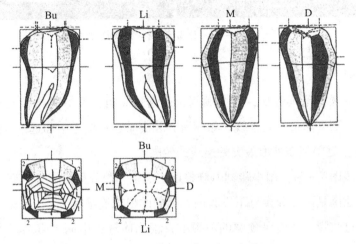

图 7 - 40　各轴面外形多面体图

3. 切削多面体（图 7 - 41，7 - 42，7 - 43）

方法：按照多面体边缘线切削各斜面。图 7 - 42，7 - 43 为多面体成形后的四个轴面和殆面观的形态。

要求：不得破坏颊侧牙颈的突度。如同一轴面角有两个以上的轴角，可预先形成其一，再形成其二。

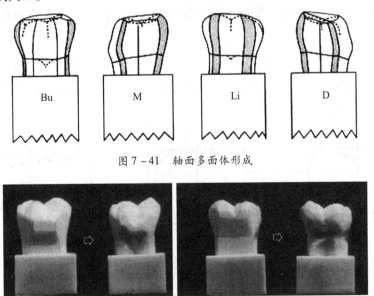

图 7 - 41　轴面多面体形成

图 7 - 42　颊、舌侧多面体与颊、舌成形的形态关系

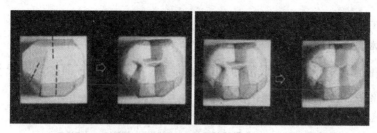

图7-43　𬌗面多面体的成型

（五）颊侧成形

颊侧成形的操作范围包括：整个颊侧、近颊轴面角、近中面外形最突处连线、远颊轴面角、远中面外形最突处连线、颊侧所有牙尖嵴、颊侧近中和远中根的内侧形态。

1. 修整近、远中邻面外形最突处连线的轮廓

方法：参照图7-44，用小雕刻刀修整近、远中邻面外形最突处连线的轮廓，类似收腰。修整的范围是两侧邻接点下方和两侧邻面的根冠连接处。

要求：通过收腰，在确保颈宽的前提下，正确体现近中面平直与远中面圆突的形态对比。如四面体切削正确，近、远中面外形最突处连线的轮廓无异常，可省略本步骤。

2. 形成远颊尖

方法：参照图7-45，用小雕刻刀形成远颊尖的颊面外形最突出部分，同时形成远颊沟。正确的远颊沟为凹陷，不应呈沟状。远颊沟需与远中面牙颈部的凹陷衔接。参照图7-45，用小雕刻刀形成远颊尖的固有𬌗面边缘线，去除过剩部分。参照图7-45，用小雕刻刀形成颊侧远中轴面外形最突处部分的连线，止于颊侧外形高点，顺势形成远颊轴面角。

要求：不能改变近中颊尖2、远中颊尖2、远颊尖1的比例关系。注意远颊沟的走向。不得损坏颊侧外形高点。远颊轴面角的衔接应流畅，符合钝角的要求。远颊沟需与远中面的凹陷相衔接。

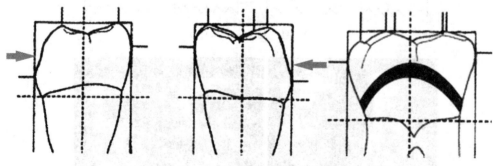

图7-44　颊面及远颊尖的不同面观

3. 形成颊侧的凹陷

方法：用铅笔在颊侧描绘出凹陷范围。在颊侧，该凹陷呈半圆形，最低处高于颊侧外形高点。用小雕刻刀沿凹陷的两侧边缘线形成凹陷。（图 7-44）

要求：注意凹陷的弧度和高度。凹陷的中间深，两侧边缘线处浅。该凹陷需与远中面牙颈部的凹陷衔接。

4. 修整颊侧外形最突出处连线

方法：在颊侧描绘近中颊尖和远中颊尖的轴面外形最突出处连线并描绘颊沟，参照图 7-44，在𬌗面描绘固有𬌗面颊侧段的连线。用小雕刻刀沿该线修整，去除过剩的石膏。修整近、远中颊尖的轴面外形最突出处连线，使上述连线真正成为颊侧最突出部分，顺势形成近颊轴面角的形态。用小雕刻刀形成颊沟。

要求：颊侧 2 条外形最突出处连线的侧面观，需与近、远中面观上的颊侧外形最突出处连线一致。颊侧与近颊轴面角的衔接应流畅，符合锐角的要求。不得损坏颊侧外形高点。形成颊沟时不能改变近中颊尖 2、远中颊尖 2、远颊尖 1 的比例关系。

5. 形成颊侧牙尖斜度

方法：参照图 7-44，用小雕刻刀形成近中颊尖、远中颊尖、远颊尖的牙尖斜度。修改牙尖斜度后，因改变了固有𬌗面的边缘形态，会使固有𬌗面变大。为此，需再次参照𬌗面观，修整颊侧缘，恢复固有𬌗面的边缘形态。

要求：颊侧牙尖嵴的长度、高度及牙尖斜度要协调。不得改变牙尖斜度、𬌗缘形态、固有𬌗面形态、颊沟的位置。仔细观察牙尖嵴，充分表现其凹凸效果。图 8-73

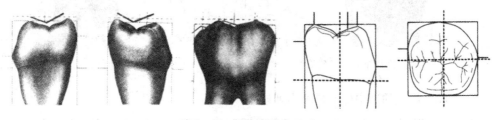

图 7-45　牙尖斜度各面观

6. 形成牙根

方法：参照图 7-46，用雕刻刀先形成近、远中面牙根轴面外形最突出处连线形态，然后再形成内侧分根。

要求：必须先修整近、远中根外缘，再修整分根。参照冠根分界线及其舌面中轴，确定分根的位置及其协调感。需正确表现牙根的凹凸形态。

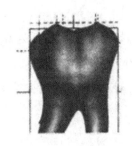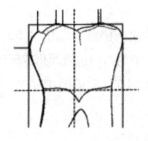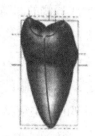

图 7-46　牙根轴面外形

（六）近中面成形

近中面成形的操作范围包括：近中根的颊侧外形突度、舌面上的近中外形最突出处连线的形态、近中面的轴面外形最突出处连线、近中面上牙冠和牙根的凹陷、近舌轴面角、近颊轴面角。

1. 形成近中面外形最突出处连线

方法：参照图 7-47，用小雕刻刀修整近中面外形最突出处连线。用小雕刻刀形成牙冠近中面和近中根上的凹陷。

要求：近中面最突出处连线需与图形一致。通过正确、适度的凹陷，衬托近中面外形最突出处连线。凹陷不宜过深。

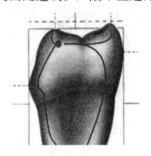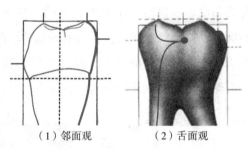

（1）邻面观　　（2）舌面观

图 7-47　近中轴面外形最突处连线　　　图 7-48　舌侧近中轴面外形最突处连线

2. 形成舌面上的近中外形最突出处连线

方法：参照图 7-48，用小雕刻刀修整舌面上的近中外形最突出处连线的形态，特别是𬌗缘形态，顺势形成近舌轴面角。

要求：需与近中线图的舌面外形最突出处连线一致。舌侧缘为弧线。注意近舌轴面角的衔接形态。

（七）远中面成形

远中面成形操作包括：远中根的颊侧外形突度、远中面的轴面外形最突出处连线、舌面上的远中外形最突出处连线的形态、远中面牙冠和牙根的凹陷、远舌轴面角、远颊轴面角。

1. 形成远中面外形最突出处连线

方法：参照图7－49，用小雕刻刀形成远中面及远颊轴面角、远舌轴面角。用小雕刻刀形成远中面牙冠和远中根上的凹陷。

要求：需与图形上的远中面最突出处连线一致。通过正确、适度的凹陷，衬托远中面外形最突处连线。

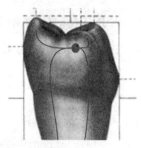

图7－49　远中轴面外形最突出处连线

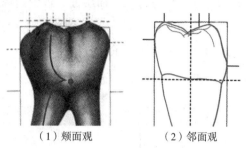

（1）颊面观　　　　（2）邻面观

图7－50　舌侧远中轴面外形最突处连线

2. 形成颊面上的远中外形最突出处连线

方法：参照图7－50，用小雕刻刀修整颊面上的远中外形最突出处连线的形态，特别是𬌗缘形态；用小雕刻刀顺势形成远颊轴面角。

要求：需与远中面线图的颊侧外形最突出处连线一致。颊侧缘为弧线。注意近颊轴面角的衔接形态。

3. 形成斜边

方法：参照图7－51，用小雕刻刀在𬌗面观远中邻接点后方形成斜边，并与远中舌尖的轴面外形最突出处连线及远中面流畅衔接。再次检查远颊及远舌轴面角的协调性。

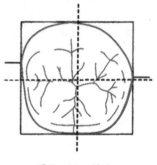

图7－51　斜边

要求：注意斜边的长度、斜度。不得切除远中邻接点。需与远颊及远舌轴面角流畅衔接。

（八）舌面成形

舌侧成形操作范围包括：舌沟成形、舌侧轴面外形最突出处连线的成形、舌侧所有牙尖嵴成形、舌侧近中和远中根的分根形态成形。

1. 形成舌侧牙尖斜度

方法：参照图7－52，方法同颊侧牙尖斜度成形。

要求：同颊侧牙尖斜度成形。

2. 形成牙根

方法和要求：同近、远中颊根成形。

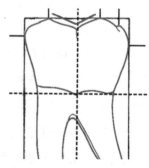

图7－52　舌侧牙尖斜度

（九）𬌗面成形

1. 确定近、远中边缘嵴的高度

方法：参照图7-53，7-54，描记近、远中边缘嵴的高度，用小雕刻刀沿该线去除过剩的部分。在石膏牙上描绘近、远中边缘嵴的突出部分。

要求：测量线图上近、远中邻接点距边缘嵴的位置，将其转移到石膏牙上。近、远中边缘嵴呈弧线形式，不是直线形式。近、远中边缘嵴的高度和位置应与近、远中线图一致。近中边缘嵴长，远中边缘嵴短。

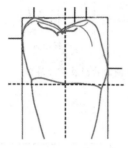 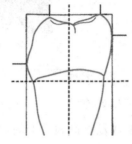 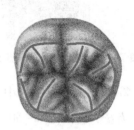

图7-53　近中边缘嵴高度　　图7-54　远中边缘嵴高度　　图7-55　确定三角嵴的走向

2. 确定三角嵴的走向

方法：参照图7-55，按𬌗面观浮雕图，描记从各个牙尖内斜面高光处的连线，将其正确转移到石膏牙上。用小雕刻刀沿该线形成一个主三角嵴二个斜面的方式，形成主三角嵴的走向。

要求：需仔细检查主三角嵴走向的协调性（弧线的形态）。

3. 确定牙尖斜度

方法：参照四个轴面的线图，核对各个牙尖的斜度。如牙尖斜度过小，用铅笔描记后，再以小雕刻刀去除。

要求：各个牙尖斜度与线图一致。

4. 窝的形成

方法：参照图7-55，7-56用尺分别测量线图上中央窝、远中窝、近中点隙的位置，并将其标注在石膏牙上。如位置及其协调性无误，则按上述排序形成窝的深度。因中央窝、远中窝已与𬌗面上的斜面协调，此时应使近中点隙成为近中颊尖的近中内斜面、近中舌尖的近中内斜面、近中边缘嵴斜面的衔接点。

要求：中央窝的深度＞远中窝的深度＞近中点隙的深度。近中点隙和远中窝成形，将决定近、远中边缘嵴的厚度；近中边缘嵴应有一定的厚度，但不能过厚；勿使近中边缘嵴的厚度过薄；远中边缘嵴的厚度大于近中边缘嵴。

5. 确定副沟的位置

方法：参照图 7 - 56，7 - 57，用纤细的铅笔记录副沟的位置、走向。用牙形尺检查正确无误后，用小雕刻刀的刀尖轻轻刻入副沟。

要求：副三角嵴的两侧必然存在副沟。为确定副沟与三角嵴的协调性，先用铅笔在石膏牙上描绘三角嵴的走向，再用铅笔在石膏牙上描绘副沟的位置、走向。需仔细检查石膏牙上副沟的位置、走向是否与线图一致，三角嵴、副三角嵴的位置和形态是否协调。刻入副沟时，在目视能观察到副沟的前提下，宜浅不宜深，否则会不必要地加大牙尖斜度。

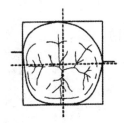 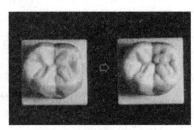

图 7 - 56　殆面窝的形态、深度　　图 7 - 57　副沟　　图 7 - 58　形成三角嵴、沟、副沟

6. 形成三角嵴（图 7 - 58）

方法：用小雕刻刀的刀刃沿副沟和三角嵴的走向线，形成带曲度的斜面。用勺修整三角嵴，可使其锐利，也能适度修改其走向。

要求：刀刃的作用是锐化三角嵴；勺的作用以钝化为主，在牙尖嵴上也能起到适度的锐化作用。雕刻主三角嵴时，不得加大牙尖斜度。

7. 形成副三角嵴（图 7 - 58）

方法：用铅笔在石膏牙上描绘副三角嵴的走向。用勺沿该走向修整，所有副三角嵴需从高处走往低处，形成每个副三角嵴为两个带圆弧的斜面。

要求：所有副三角嵴的面积及其锐利度不得大于、等于三角嵴。副三角嵴应具备一定的宽度。必要时可删减某些不必要的副三角嵴。

8. 勾勒主沟

方法：用铅笔描绘主沟，并检查其协调性。主沟的起源均为中央窝（图 7 - 59）。使小雕刻刀的刀刃朝颊侧或舌侧，用左手拇指推，形成主沟（图 7 - 58）。

要求：殆面上近中沟、远中沟、颊沟、远颊沟及舌沟的深度、粗细需保持一致。为防止牙尖斜度过大，应注意成形的力度，主沟不宜过深。主沟需以一条线的形式存在，不能有多条同时存在。勾勒主沟时，手指需做好支点。

9. 形成副沟（图 7 - 57，7 - 58）

方法：副沟的起源为主沟，用纤细的刀尖轻轻勾勒副沟，靠近殆缘的一半用勺形成凹陷，并与殆缘（三角嵴、副三角嵴）流畅衔接。

要求：原则上副沟的长度不得超过靠近主沟一侧长度的一半。副沟从主沟起源后逐渐朦胧，在𬌗缘附近成为凹陷，需控制好副沟的成形力度。颊舌侧线图牙尖嵴上最高的部分为三角嵴的起源处，各个三角嵴两侧的突出部分为副三角嵴的起源处，凹陷为副沟在𬌗缘附近的终结处。需仔细检查石膏牙上副沟的位置、走向是否与线图一致；检查三角嵴、副三角嵴的位置和形态是否协调。刻入副沟时，在目视能观察到副沟的前提下，宜浅不宜深。

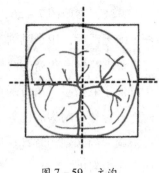

图 7-59　主沟

10. 𬌗面的润饰　与等倍大右上颌第一磨牙石膏牙雕刻相同。

（十）作品提交的准备

与等倍大右上颌中切牙石膏牙雕刻相同。

五、注意事项

与等倍大右上颌中切牙石膏牙雕刻相同。

六、考核评定

等倍大右下颌第一磨牙石膏牙雕刻

序号	考核内容	评分标准	配分	得分
1	颊面形态	呈倒梯形，近远中径大于𬌗龈径；𬌗缘处可见近中颊尖、远中颊尖及远中尖的半个牙尖，三者之间由颊沟、远中颊沟分隔开，颊沟末端有点隙；外形高点位于颈1/3	15	
2	舌面形态	似颊面小而圆突；𬌗缘处可看见近、远舌尖由舌沟分隔开，舌沟末端无点隙；外形高点位于中1/3	15	
3	邻面形态	呈四边形，颊尖较舌尖低，牙冠明显向舌侧倾斜；近中面宽平而，远中面窄小圆突；近、远中接触区均位于𬌗1/3偏颊侧	20	
4	𬌗面形态	呈长方形，5个牙尖，5条发育沟，3个窝分布及大小正确	20	
5	颈缘线	颈缘线清晰准确，无刻沟或者台阶	5	
6	牙根形态	近远中双根，扁而厚	5	
7	整体情况	底座平整，比例协调，表面光亮、无台阶、无刻痕	10	
8	素质考核	工作台卫生整洁，节约耗材、无浪费	10	
合计			100	

七、思考题

1. 雕刻放大三倍与雕刻等倍大的下颌第一磨牙，在雕刻手法和步骤上有什么区别？

2. 在雕刻4个轴面时，有哪些要点需要注意？

3. 如何表现远颊尖的协调性？

任务五 立体形态——三倍大下颌第一磨牙蜡块雕刻

一、实训目的

通过对下颌磨牙牙体外形的雕刻，掌握该牙的解剖形态及其生理特点；熟悉磨牙雕刻的方法与步骤、操作技术和工具的正确使用。

二、实训用品

白蜡块（75 mm×40 mm×35 mm）、雕刻刀、直尺、红蓝铅笔、垫板。

三、操作步骤

1. 复习 复习下颌磨牙各部位的数值。

2. 画出颊面外形线（图7-60） 取白蜡块一面为颊面，按放大3倍的数据，标出下颌第一磨牙冠长、根长、牙冠及牙颈的近中和远中径，画出下颌第一磨牙颊面外形线。

3. 初步形成颊面（图7-60） 从垂直方向逐步切除近中面和远中面多余的蜡块，初步形成颊面的轮廓。

4. 画出近中面外形线（图7-61） 在近中面标出冠长、根长和颈曲线高度，最后画出近中面牙体外形线。

5. 初步形成近中面（图7-61） 按所绘外形线，从垂直方向去除颊、舌面多余的蜡，初步形成近中面轮廓。

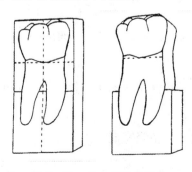

图7-60 画出颊面外形线

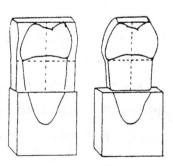

图7-61 画出近中面外形线，形成近中面

6. 完成轴面锥形（图 7 – 62） 在此基础上完成各轴面的雕刻，使舌面略小于颊面，远中面较近中面略小且突。

7. 初步形成斜方形的牙冠外形 将各轴面角刮圆钝，并完成各轴面的合适外形高度及接触点。

8. 形成颈缘曲线（图 7 – 63） 用铅笔在各轴面绘出颈缘曲线，完成颈部雕刻，使牙冠在颈缘处略突于根部。

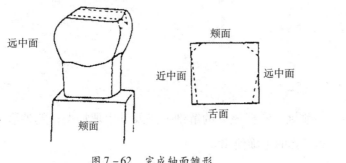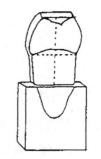

图 7 – 62　完成轴面锥形　　　　　　图 7 – 63　形成颈缘曲线

9. 雕刻𬌗面形态

（1）确定牙尖和发育沟的位置（图 7 – 64）：首先用铅笔标记 5 个牙尖顶的位置，画出发育沟走行方向及三角嵴的标志线。注意颊尖接近中线，舌尖接近舌侧边缘，远中尖位于颊面和远中面的交角线上，颊沟位于中线的稍近中，舌沟接近中线处。

（2）雕刻牙尖（图 7 – 65）：由于牙尖的顶端由 4 条嵴会合而成，嵴又是两斜面相交而成，所以只要把斜面雕出来，嵴就自然形成了，因此先进行斜面的雕刻。应结合外形，逐个雕刻牙尖。先看准斜面的方向，将刀刃按确定的方向由牙尖顶向下方刻切，依次刻完每个牙尖的斜面。

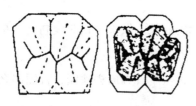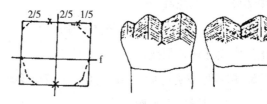

图 7 – 64　确定牙尖和发育沟的位置　　　　图 7 – 65　雕刻牙尖

（3）雕刻发育沟：根据雕刻牙尖时初步形成的沟的位置，修整完成𬌗面 5 条主要的发育沟。注意沟的深度，勿太深太浅。

（4）完成𬌗面雕刻：参照标本模型，用雕刀仔细修改𬌗面的尖、窝、沟、嵴的形状，使相交的棱角圆钝，𬌗面各部位光滑。

10. 修整完成（图 7 – 66） 仔细检查各部分尺寸，精修完成。

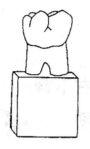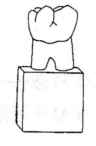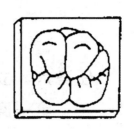

图 7-66　修整完成

四、考核评定

三倍大下颌第一磨牙蜡块雕刻

序号	考核内容	评分标准	配分	得分
1	颊面形态	呈倒梯形，近远中径大于𬌗龈径；𬌗缘处可见近中颊尖、远中颊尖及远中尖的半个牙尖，三者之间由颊沟、远中颊沟分隔开，颊沟末端有点隙；外形高点位于颈 1/3	15	
2	舌面形态	似颊面小而圆突；𬌗缘处可看见近、远舌尖由舌沟分隔开，舌沟末端无点隙；外形高点位于中 1/3	15	
3	邻面形态	呈四边形，颊尖较舌尖低，牙冠明显向舌侧倾斜；近中面宽平而，远中面窄小圆突；近、远中接触区均位于𬌗 1/3 偏颊侧	20	
4	𬌗面形态	呈长方形，5 个牙尖，5 条发育沟，3 个窝分布及大小正确	20	
5	颈缘线	颈缘线清晰准确，无刻沟或者台阶	5	
6	牙根形态	近远中双根，扁而厚	5	
7	整体情况	比例协调，表面光亮、无台阶、无刻痕	10	
8	素质考核	工作台卫生整洁，节约耗材、无浪费	10	
合计			100	

五、思考题

上下颌第一磨牙各自的解剖特点是什么？

任务六　立体形态——右下颌第一磨牙蜡牙冠雕刻

一、目的要求

1. 通过雕刻右下颌第一磨牙蜡牙冠，掌握下颌第一磨牙牙冠的解剖形态。

2. 掌握下颌第一磨牙蜡牙冠的雕刻方法和步骤。

3. 进一步熟悉基托蜡的性能及使用方法。

4. 进一步熟悉雕刻刀等器材的使用方法和注意事项。

二、实训内容

1. 掌握雕刻蜡牙的基本方法。

2. 练习雕刻右下颌第一磨牙的蜡牙冠。

三、实训器材

全口 1∶1 石膏牙列模型、基托蜡、切削刀、雕刻刀、酒精灯、红蓝铅笔、棉花等。

四、方法和步骤

（一）石膏牙列模型的准备

1. 检查石膏牙列模型的完整性　取牙尖交错位，用红蓝铅笔分别在上下颌石膏模型的中线、尖牙、第二磨牙处画咬合标志线，以便在操作过程中随时检查咬合关系。必要时可上𬌗架。（图 7 - 67）

2. 削去右下颌第一磨牙颊、舌面部分模型石膏　将石膏模型浸水，用雕刻刀沿右下颌第一磨牙的牙颈线垂直延伸 0.5 ~ 1.0 mm（图 7 - 68），再用切削刀或雕刻刀削去该牙的颊、舌面 1/3 石膏，保留中 1/3 部分。

3. 削去右下颌第一磨牙近、远中面部分模型石膏　分别削去右下颌第一磨牙近、远中面 1/3 石膏，保留中 1/3 部分。注意不要磨损两侧邻牙接触区，以及颊、舌面和两邻面，形成的颈部断面要与龈缘平齐。

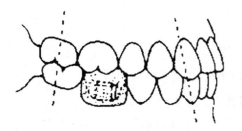

图 7 - 67　画咬合标志线

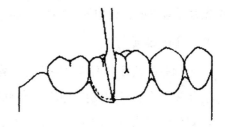

图 7 - 68　削去颊面部分石膏

4. 削去殆面部分模型石膏　削去从冠长的 1/2 处至殆面的石膏。

5. 完成模型的准备　最终使右下颌第一磨牙剩余部分为一居中的长方体固位桩，要求剩余部分的相对应轴面彼此平行，各轴面的轴面线角及轴线角圆钝且无倒凹。

（二）用基托蜡雕刻冠部形态

1. 安插蜡块　取 15 mm×80 mm 的基托蜡条，在酒精灯上加热变软，捏成适当的形状插入缺隙内，使之与固位桩颈部断面及邻牙密切接触。

2. 做牙尖交错位咬合　趁蜡尚软，对准模型上的标志线做牙尖交错位的咬合（图 7 - 67）。

3. 确定冠宽、冠厚、颊舌楔状隙、冠长及邻楔状隙和邻间隙　方法与上颌中切牙蜡牙冠雕刻相同。

4. 确定牙尖交错位时的咬合标志　根据牙尖交错位咬合时的标志，并参照对侧上下第一磨牙咬合的关系，定出右下颌第一磨牙的近中颊尖、远中颊尖、远中尖、近中舌尖、远中舌尖、颊沟、远颊沟及舌沟的位置。右下颌第一磨牙的殆面（相当于右上颌第一磨牙的近中舌尖）可见位居中央的较大凹陷，为中央窝（远中窝）；右上颌第一磨牙的近中颊尖、远中颊尖，相对应的分别为右下颌第一磨牙的颊沟及远颊沟；右上颌第一磨牙的近中外展隙、颊沟和远中外展隙，相对应的分别为右下颌第一磨牙的近中颊尖、远中颊尖、远中尖。这样初步可以确定右下颌第一磨牙殆面的牙尖、沟、窝、嵴等解剖标志。

5. 初步雕刻右下颌第一磨牙的颊舌面　根据所确定的位置雕刻颊舌面的颊舌沟、外形高点等，修出大致形态。

6. 初步雕塑邻面形态　根据确定的位置雕刻颊、舌尖形态，殆面、窝、沟、点隙的形态。

7. 修整邻面　初步形成蜡牙冠形态后，取下蜡牙冠雕刻邻面，将两侧石膏牙接触区以下部分修整完成，暴露其邻面并形成倒凹，再插回蜡牙冠，检查邻间隙的形状。

8. 完成雕刻　细致雕刻牙冠形态，使其与对颌牙有适当的接触，有适当的颊、舌楔状隙，与邻牙接触密合，颈曲线与邻牙相协调。经仔细检查符合要求后，用酒精喷灯吹光蜡牙冠表面，或用棉花擦光表面。

五、注意事项

1. 雕刻后的蜡牙各面应圆钝光滑，各轴面应相互平行或略内聚。

2. 蜡牙冠在牙弓内的位置应与对侧的同名牙、邻牙相协调。

3. 蜡牙冠完成后用酒精喷灯吹光时，火焰不能太靠近蜡牙冠，过高的温度会导致蜡牙冠融化。

六、考核评定

右下颌第一磨牙蜡牙冠雕刻

序号	考核内容	评分标准	配分	得分
1	颊面形态	呈倒梯形，近远中径大于𬌗龈径；𬌗缘处可见近中颊尖、远中颊尖及远中尖的半个牙尖，三者之间由颊沟、远中颊沟分隔开，颊沟末端有点隙；外形高点位于颈 1/3	15	
2	舌面形态	似颊面小而圆突；𬌗缘处可看见近、远舌尖由舌沟分隔开，舌沟末端无点隙；外形高点位于中 1/3	15	
3	邻接关系	邻接关系准确；近、远中接触区均位于𬌗 1/3 偏颊侧	10	
4	𬌗面形态	呈长方形，5 个牙尖，5 条发育沟，3 个窝分布及大小正确	20	
5	咬合关系	与对颌咬合关系准确，无早接触点	10	
6	颈缘线	颈缘线清晰连贯，无刻沟或者台阶	10	
7	整体情况	比例协调，表面光亮、无台阶、无刻痕	10	
8	素质考核	安全使用酒精灯，工作台卫生整洁，节约耗材、无浪费	10	
合计			100	

七、思考题

如何确定正确的咬合关系？

任务七　立体形态——左下颌
第一磨牙滴蜡塑形

一、目的要求

1. 通过左下颌第一磨牙牙冠的滴蜡塑形，进一步掌握下颌第一磨牙牙冠的基本形态。

2. 掌握下颌第一磨牙牙冠滴蜡塑形的步骤和方法。

3. 熟悉各类蜡型材料的性能、使用方法及注意事项。

4. 掌握各类塑形工具的使用方法。

二、实训内容

1. 练习滴蜡塑形的基本方法。

2. 练习左下颌第一磨牙滴蜡塑形。

三、实训器材

完整的石膏牙模型一副、铸造蜡、红蓝铅笔、酒精灯、小雕刻刀、蜡成形器、封闭硬化剂、间隙保持剂、棉花、手术刀片等。

四、方法和步骤

（一）检查工作模，画咬合标志线

参照前述任务。

（二）牙体预备

1. 𬌗面预备　用铅笔在离左下颌第一磨牙𬌗面 1.5 ~ 2 mm 处画一条横行标志线，用雕刻刀沿标志线去除石膏牙体组织。

2. 邻面预备　自𬌗面向龈端方向去除牙体组织 1.9 ~ 2.3 mm，使各邻面轴壁方向相互平行或向𬌗面聚合 2° ~ 5°。

3. 颊面预备　均匀刻去颊面 1.2 ~ 1.5 mm 的石膏牙体组织。

4. 舌面预备　沿舌面解剖外形，均匀刻去 1.2 ~ 1.5 mm 的石膏牙体组织。

5. 肩台预备 用雕刻刀在龈下 0.5 mm 处，将颊、邻、舌面牙颈部预备成宽度约 1 mm的90°肩台。

（三）涂布封闭硬化剂与分离剂

参考前述任务。

（四）滴蜡塑形

把已预备的代模用浸蜡法或滴蜡法均匀地加蜡，形成内层蜡冠，通常厚度为 0.3 ~ 0.5 mm。

1. 滴塑牙尖 在已确定的牙尖位置处，用蜡堆高牙尖，其形状似圆锥体。堆尖的顺序是近中颊尖→远中颊尖→远中尖→近中舌尖→远中舌尖。滴塑完后，检查位置、高度和牙尖大小是否合适，添加或修整多余的部分，形成牙尖形态，形成后的颊侧牙尖圆钝而低矮，舌侧牙尖尖锐而高长。

2. 加出边缘嵴和颊、舌面轴嵴 在所定边缘嵴位置上，由近中边缘→舌侧边缘→远中边缘→远中颊侧边缘，最终与起点会合，参照对侧的同名牙边缘嵴形态修整完成外形。在颊、舌面分别加出颊面和舌面的轴嵴。注意与牙齿长轴的平行度。

3. 形成轴面 用铸造蜡从颊轴线角、舌轴线角、近中和远中边缘嵴添加蜡，然后形成轴面，以恢复与邻牙协调的外形突度和邻接关系，修整外形及颈缘。要求颊面的外形高点在颈 1/3 处，舌面的外形高点在中 1/3 处。

4. 加出三角嵴 参照对侧同名牙颊尖三角嵴的高度、方向和解剖外形，结合已形成的牙尖、边缘嵴，从牙尖顶开始沿所定三角嵴方向、位置向窝的方向加蜡，形成三角嵴，添加或修去多余的部分，完成三角嵴和斜嵴的形态。

5. 形成窝和沟 用烧热的小雕刻刀蘸微量蜡，让其缓流到窝、沟的正确位置上，形成近中窝和远中窝，参照对侧同名牙窝及沟的走行方向，修整完成颊沟、舌沟、近中沟和远中沟的外形。注意雕刻完成后的窝的大小和深浅的差异。

6. 修整颈缘 用蜡刀沿牙冠颈缘将已经形成蜡形颈部的蜡切去 1 mm 左右。再重新加蜡液充满颈部，并延长 0.5 ~ 1 mm，待蜡冷却后，用蜡刀去掉多余的部分并整体修整合适。

7. 修整完成 参照对侧同名牙的形态特点，反复检查修整，使之完全符合该牙的解剖特点，并与对颌石膏模型咬合关系紧密，无咬合高点，近、远中邻接点位置正确。取出蜡型，检查各面是否光滑，是否与牙体组织密合。最后完成各面的外形雕刻，并吹光。

五、注意事项

同左上颌中切牙滴蜡塑形。

六、考核评定

左下颌第一磨牙滴蜡塑形

序号	考核内容	评分标准	配分	得分
1	颊面形态	呈倒梯形，近远中径大于𬌗龈径；𬌗缘处可见近中颊尖、远中颊尖及远中尖的半个牙尖，三者之间由颊沟、远中颊沟分隔开，颊沟末端有点隙；外形高点位于颈 1/3	15	
2	舌面形态	似颊面小而圆突；𬌗缘处可看见近、远舌尖由舌沟分隔开，舌沟末端无点隙；外形高点位于中 1/3	15	
3	邻接关系	邻接关系准确；近、远中接触区均位于𬌗 1/3 偏颊侧	10	
4	𬌗面形态	呈长方形，5 个牙尖，5 条发育沟，3 个窝分布及大小正确	20	
5	咬合关系	与对颌咬合关系准确，无早接触点	10	
6	颈缘线	颈缘线清晰连贯，无刻沟或者台阶	10	
7	整体情况	比例协调，表面光亮、无台阶、无刻痕	10	
8	素质考核	安全使用酒精灯，工作台卫生整洁，节约耗材、无浪费	10	
合计			100	

七、思考题

1. 𬌗面滴蜡塑形中应注意哪些事项？

2. 如何确定每个牙尖的大小和位置？

◼◼ 项目小结 ◼◼

　　本项目旨在通过对下颌磨牙牙体解剖形态的学习，掌握下颌磨牙的具体形态，能够对比分析上下颌磨牙的不同及下颌第一磨牙和第二磨牙的异同，准确把握其特征，为理解下颌磨牙的应用和牙体雕刻打下坚实基础。本项目通过对右下颌第一磨牙牙体形态的描绘、三倍大和等倍大右下颌第一磨牙的石膏牙雕刻、三倍大下颌第一磨牙蜡块牙雕刻以及可塑材料的牙塑形，旨在使学生更进一步掌握下颌磨牙的牙体解剖形态与表面解剖标志，锻炼牙体雕刻和牙体塑形的技能，为牙体形态恢复和牙体塑形奠定坚实的基础。

练习题

　　1. 下颌第一磨牙有哪些解剖学特征？
　　2. 上下颌磨牙有什么区别？

项目八 理解牙体解剖形态的应用

【项目目标】

素质目标：

1. 具有面向世界科技前沿、面向经济主战场、面向国家重大需求、面向人民生命健康，加快实现高水平科技自立自强的意识。

2. 具有整体与局部的观念及理论联系实际的能力。

3. 具有形态与功能相统一的观念。

知识目标：

1. 理解牙冠解剖形态的生理意义。

2. 理解牙根解剖形态的生理意义。

3. 掌握各类牙体解剖的应用意义。

能力目标：

1. 能够解释牙冠解剖形态的生理意义。

2. 能够应用各类牙体解剖的应用意义解释实际生活中的问题。

:▪: 任务一　理解牙冠解剖形态的生理意义 :▪:

切牙的咬合接触通常为切嵴，尖牙为牙尖，后牙为𬌗面。上下切牙咬切食物时，食物介于上下牙之间，食物在从下颌切缘到上颌切缘再到舌侧的运动过程中被切断。尖牙的牙尖可以穿透、撕裂食物。后牙的𬌗面结构较为复杂，如牙尖、三角嵴、斜面及边缘嵴、窝及发育沟等，在咀嚼运动中可将食物压碎、磨细。因此，牙体形态与生理功能是密切相关的。

一、切缘及𬌗面形态的生理意义

牙齿在咬合形式上，尖与窝、沟与嵴、切嵴与切缘均为曲面对曲面的接触。牙在萌出的早期，其尖、窝、沟、嵴都由一定曲度的曲线或曲面构成，而形成点或线的接触，这样有利于牙体的稳定，有利于咬合关系的稳定。由于𬌗力的提高，平面接触仍可完成咀嚼功能。

边缘嵴将食物局限在𬌗面窝内，对颌的牙尖与之相对，则起到杵臼的作用，以捣碎食物；颊沟与舌沟及个别牙齿的近中沟则是食物排溢的主要通道；上颌磨牙的斜嵴与下颌第一磨牙的舌沟、远颊沟组成的联合沟槽，共同制导下颌运动，对于侧方运动的方向有引导的作用；牙尖与凹的接触，使上下牙的咬合关系保持稳定，这对颞下颌关节、咀嚼肌、牙周组织的健康都非常重要。在牙的𬌗面上，牙的尖、窝、沟、嵴在咀嚼时起着联合切割的作用，从而提高咀嚼效能。

二、轴面凸度的生理意义

（一）唇、颊、舌面的凸度（图 8-1）

牙冠的唇、颊、舌面都有一定的凸度，咀嚼时排溢的食物顺着牙冠的凸度滑至口腔，恰好从牙龈的表面擦过，起着生理性的按摩作用和自洁作用，使其血液循环正常，保证牙龈组织的健康。若牙冠凸度过小，牙龈就会受到食物的直接撞击而受到创伤，可能引起牙龈创伤性萎缩。若牙冠凸度过大，则牙龈因失去食物的按摩而造成食物的存积，而容易产生废用性萎缩；同时，牙颈部也因失去自洁作用，而引起牙龈炎或成

为龋病发展的温床，因此在修复牙冠时应注意恢复其自然凸度。（图8-2）

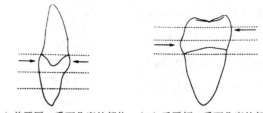

（1）前牙唇、舌面凸度的部位 （2）后牙颊、舌面凸度的部位

图8-1 牙冠凸度

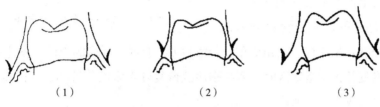

（1） （2） （3）

图8-2 牙冠突度与牙龈的关系

（1）凸度正常 （2）凸度过小 （3）凸度过大

唇、颊、舌面凸度的位置：前牙唇舌面及后牙颊面的凸度均在颈1/3，后牙舌面的凸度在中1/3。牙冠颈1/3的凸度，还可以起到扩展龈缘的作用，使其紧张有力。

（二）邻面凸度

牙冠邻面凸度相互接触，紧密相邻，可防止食物嵌塞。牙冠的邻面亦为凸面，借其外形高点紧密相邻，接触之处即为接触点（图8-3）。在咀嚼过程中，每个牙都有生理性的动度，接触点随之逐渐磨耗变大成为一个椭圆形面，称为接触区，牙与牙之间仍然通过接触区紧密相连而无间隙。观察离体牙的邻面，可见接触区的形态为椭圆形的小面。

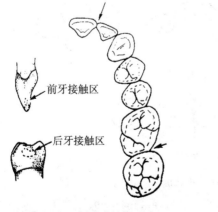

前牙接触区

后牙接触区

图8-3 邻牙的接触形态

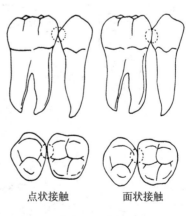

点状接触 面状接触

图8-4 接触区

前牙的接触区靠近切缘的部位，接触区的切颈径大于唇舌径；后牙的接触区靠近𬌗缘部位，近中接触区紧靠𬌗缘，远中接触区在𬌗缘稍下，接触区的颊舌径大于𬌗颈径。前磨牙及第一磨牙近中接触区，多在邻面的𬌗1/3偏颊处，第一磨牙远中与第二、三磨牙的接触区多在邻面𬌗1/3的中1/3附近（图8-4）。接触区接触良好，可以防止食物嵌塞，

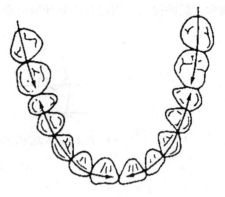

图8-5 𬌗力的近远中向传导

同时使得邻牙能够互相支持、互相依靠，分散𬌗力，有利于牙齿的稳固（图8-5）。因此在修复牙冠恢复其正常接触区时，要特别注意恢复其正常的位置和良好的接触关系，若恢复不当，可造成食物嵌塞。

（三）楔状隙（图8-6）

相邻两牙的接触区向四周展开呈"V"字形的间隙称为楔状隙：在接触区唇侧或颊侧者，称为唇楔状隙或颊楔状隙；在接触区舌侧者，称为舌楔状隙；在接触区切方或𬌗方者，称为切或𬌗楔状隙；在接触区龈方者，称为邻间隙。邻间隙以牙槽嵴为底、两邻牙为边组成一个三角形空隙，其间被牙龈乳头所充填，不使食物残渣积存，以保护牙周组织。咀嚼时有部分食物通过楔状隙排溢，在排溢过程中摩擦牙面，使牙面保持清洁，起到自洁作用，可防止龋病和牙龈炎的发生。另外，当咬合时，因对颌牙的牙尖位于楔状隙内，使上下颌牙产生良好的锁结作用，起到稳定牙弓及𬌗关系的作用。

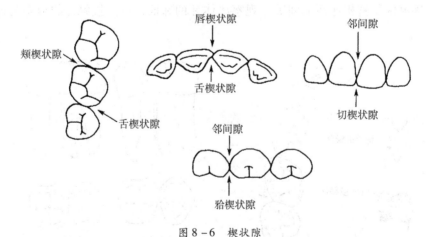

图8-6 楔状隙

❖❖ 任务二 理解牙根解剖形态的生理意义 ❖❖

一、牙根形态与牙的稳定性

牙根的形态与牙的稳固性密切相关。牙根在牙槽窝的稳固是保证牙冠行使其生理功能的重要前提，而牙根的稳固性又与其形态密切相关，如多根牙较单根牙稳固，长根牙较短根牙稳固，粗根牙较细根牙稳固，扁根牙较圆根牙稳固，根尖所占面积大于殆面者稳固等。就牙根的数目而言，多根牙比单根牙更稳固，如上颌第一磨牙，牙根多、根形扁、根尖所占面积大于殆面，因而是全口牙中最稳固的牙；又如上颌尖牙，位于牙弓的转角处，是平衡牙弓向前、向后作用力的部位，是维持牙弓形态的主要支柱，其受力强，虽为单根，但长大粗壮，故较其他单根牙稳固。根的分叉形态，也是支持牙体得以稳固的重要因素，根分叉越多、越宽，支持作用就越大，牙也越稳固。

二、牙根形态与牙冠受力的方向

牙根受力的大小及方向，决定了牙根的数目及形态。受力小者多为单根，受力大者多为多根或粗壮的单根；受力方向单一者多为单根，受力方向复杂者多分叉或为多根。咀嚼时，上颌切牙承受向前、向上的力，故其牙根唇面宽于舌面，以抵御向前的力；下前牙承受来自上颌牙向下、向内的力，故下前牙牙根的唇面和舌面宽度大致相等，或舌面略宽于唇面，用来抵抗向内的力。后牙受力大，方向复杂，故其牙根为多根。上颌磨牙的舌尖为功能牙尖，所受的力最大，其舌根比颊根粗壮长大。下颌磨牙的牙根扁而宽，且近、远中面有长形凹陷，有利于磨牙的稳定。

上颌第一磨牙的牙根分叉为3根，数目最多，均较长。每一个根都呈扁形，两个颊侧根近、远中向呈扁形，从根柱起向外弯曲，根尖向内收；舌侧根在颊舌向呈扁形，从根柱起向舌侧弯曲，根尖较直。三根的根尖所占面积大于殆面，这样，根尖的支持力大于功能面，有利于牙的稳固。三根中，舌根最长最大。

任务三　理解各类牙牙体解剖的应用意义

恒牙解剖形态的应用意义

（一）切牙应用解剖

1. 切牙位于牙弓前部，位置暴露，易受外力作用导致松动、折裂或脱落，缺损或缺失后对面容和言语功能影响较大。修复时，人工牙在色泽、形态上应与面型及邻牙的协调性方面保持一致。

2. 切牙的邻面及上颌侧切牙的舌窝，自洁作用差，是龋病的易发部位。

3. 上颌中切牙之间偶有额外牙，称为正中额外牙，应及时拔除，否则易造成牙列拥挤及咬合关系紊乱。

4. 上颌中切牙牙根圆而直，拔牙时可用旋转力拔出；上颌侧切牙牙根可有弯曲，下颌切牙根形扁，拔牙不能使用旋转力。

5. 上颌侧切牙变异较多，常见呈锥体形的牙，也偶有先天缺失者。

（二）尖牙应用解剖

1. 牙冠各个面都较为光滑，无裂沟或点隙，自洁作用较好，不易发生龋坏。

2. 上颌尖牙位于口角，具有支撑口角的作用。若上颌尖牙缺失，口角上部塌陷，会影响面容。

3. 上颌尖牙牙根长而粗壮，能承受较大的力。由于尖牙牙根长，常是口内保留时间最长久的牙，在修复相关牙缺失时，多选作基牙。

4. 上颌尖牙牙根为圆锥形单根，较直，拔除时可使用旋转力；下颌尖牙由于根稍扁圆，拔除时可采用唇舌向脱位，或在松动后适当配合使用较小的旋转力。

（三）前磨牙应用解剖

1. 前磨牙殆面的点隙、沟及邻面都是龋的好发部位，充填或修复邻接区时，要注意其正常形态，以免造成食物嵌塞。

2. 前磨牙牙根呈扁根或分叉成双根，拔牙时主要使用摇力。

3. 由于第一磨牙萌出较早，缺失机会较多，第二前磨牙常作为基牙修复第一磨牙。

4. 上颌前磨牙根尖位于上颌窦底，根尖感染易波及上颌窦，在拔牙取断根时应避免使用推力，以免进入上颌窦内。

5. 前磨牙可发生错位、易位或多生牙。下颌第二前磨牙𬌗面中央窝内可出现一锥形的牙尖，称为畸形中央尖，常易磨耗而导致穿髓。

6. 下颌前磨牙常作为寻找颏孔的标志。

（四）磨牙应用解剖

1. 上下颌第一磨牙，对建立正常咬合关系起着重要作用，是临床上检查𬌗关系、修复缺失牙的设计、颌骨骨折及错𬌗畸形诊断或治疗效果评估的重要参照标准之一，所以应尽量治疗保留，如拔除后也应尽早修复，以免影响正常的咬合关系。

2. 第一磨牙萌出早，且𬌗面窝、沟、点隙多，自洁作用差，最易发生龋病，充填或修复时要注意恢复其正常的解剖形态。在萌出早期，常用窝沟封闭的方法来预防龋病。

3. 第三磨牙易出现先天缺失或形态位置异常，常因阻生而引起冠周炎或第二磨牙龋坏，如有阻生并出现症状，应尽早拔除；若位置正常，并有正常的咬合关系，则应保留。

4. 上颌磨牙根尖位于上颌窦底下方，根尖感染时可引起牙源性上颌窦炎，拔除断根时应避免使用推力，以免断根进入上颌窦。下颌磨牙根尖位于下颌管附近，拔除断根时应避免使用压力，以免损伤下牙槽神经和血管。

5. 第一磨牙与第二乳磨牙形态相似，位置相邻近，易发生混淆，在拔第二乳磨牙时应注意鉴别。

6. 上颌第二磨牙牙冠相对的颊黏膜是腮腺导管开口处。上颌第三磨牙常作为寻找腭大孔的标志。

7. 拔除上下颌磨牙时，应注意牙根的数目、分叉和方向，以免折断牙根或牙根残留。

8. 各牙的外形高点与修复体的固位有直接关系。

◈ 项目小结 ◈

本项目旨在通过对牙冠、牙根和各类牙解剖形态意义的学习，深刻理解、掌握牙体解剖形态，深化对牙体形态的认识，指导实际应用。

1. 叙述牙冠解剖形态的生理学意义。
2. 简述牙根解剖形态的生理学意义。

附　牙体解剖学与练

一、选择题

1. 指出下列牙齿演化的论述中哪一个是错误的：

A. 牙数从少到多

B. 牙根从无到有

C. 从多列牙到双列牙

D. 从同形牙到异形牙

E. 从分散到集中

2. 关于牙釉质正确的说法是：

A. 为牙体组织中高度钙化的最坚硬的组织

B. 色泽较黄

C. 覆盖牙体表面

D. 覆盖牙根表面

E. 以上说法都不对

3. 关于牙本质不正确的说法是：

A. 不如牙釉质坚硬

B. 位于牙釉质与牙骨质的内层

C. 白色透明

D. 围成牙髓腔

E. 是牙体的主质

4. 从牙体纵剖面看，不包括：

A. 牙本质　　　B. 牙釉质　　　C. 牙骨质　　　D. 牙髓　　　E. 牙槽骨

5. 从外部观察，牙体组成部分不包括：

A. 牙冠　　　B. 牙根　　　C. 牙颈　　　D. 根尖孔　　　E. 以上都不是

6. 纵剖牙根，不可见到的牙体组织是：

A. 牙釉质　　　B. 牙本质　　　C. 牙骨质　　　D. 牙髓　　　E. 以上都不是

7. 目前我国最常用的临床牙位记录方法是：

A. 国际牙科联合会系统记录方法　　B. 通用编号系统记录方法

C. Palmer 记录系统　　　D. 部位记录法

E. 英文字母记录法

8. 关于部位记录法的说法错误的是：

A. 以"＋"符号将牙弓分为上、下、左、右四区

B. 每区以阿拉伯数字 1~8 分别代表中切牙至第三磨牙

C. 以罗马数字Ⅰ~Ⅴ分别依次代表每区的乳中切牙至第二乳磨牙

D. 牙位越远离中线，数字越小

E. 牙位越靠近中线，数字越小

9. 属于龋病好发部位的是：

A. 发育沟　　　B. 裂　　　　C. 副沟　　　D. 窝　　　E. 以上都不是

10. 在牙冠表面钙化不全的结构是：

A. 发育沟　　　B. 副沟　　　C. 裂　　　　D. 窝　　　E. 以上都不是

11. 牙体组织中附着在牙根表面的硬组织是：

A. 牙骨质　　　B. 牙本质　　　C. 牙釉质　　　D. 牙髓　　　E. 以上都不是

12. 牙冠的突起部分包括：

A. 畸形舌侧窝　　B. 斜面　　　C. 发育沟　　　D. 嵴　　　E. 裂

13. 关于生长叶的说法正确的是：

A. 为牙发育的钙化中心　　　　　B. 所有的牙都由同一生长叶发育而成

C. 所有的牙都由两个生长叶发育而成

D. 两个生长叶之间的浅沟称为副沟

E. 以上说法都不正确

14. 牙冠靠近舌的一面称为：

A. 颊面　　　B. 舌面　　　C. 近中面　　　D. 远中面　　　E. 𬌗面

15. 牙齿行使咀嚼功能时，发生咬合接触的部位是：

A. 颊面　　　B. 舌面　　　C. 近中面　　　D. 远中面　　　E. 𬌗面

16. 牙冠的凹陷部分不包括：

A. 副沟　　　B. 嵴　　　　C. 裂　　　　D. 点隙　　　E. 发育沟

17. 关于上颌中切牙形态不正确的说法是：

A. 近中切角近直角　　　　　　　B. 远中切角为锐角

C. 切 1/3 有两条发育沟　　　　　D. 可见切缘结节

18. 作为判断下颌中切牙左右的依据的结构是：

A. 近中切角近直角　　　　　　　B. 近中接触区离切角较近

C. 远中切角为钝角　　　　　　　D. 远中接触区离切角较远

E. 牙根远中面的长形凹陷较近中者略深

19. 中切牙冠与根的比例多数约为：

A. 1 : 2   B. 1 : 1   C. 2 : 1   D. 3 : 1   E. 1 : 3

20. 全口牙中体积最小的牙是：

A. 上颌中切牙   B. 下颌中切牙   C. 上颌侧切牙

D. 下颌侧切牙   E. 以上都不是

21. 被称为前牙的牙齿是：

A. 尖牙   B. 上颌前磨牙   C. 下颌前磨牙

D. 上颌磨牙   E. 下颌磨牙

22. 可使用旋转力拔除的牙齿是：

A. 上颌中切牙   B. 下颌中切牙   C. 上颌侧切牙

D. 下颌侧切牙   E. 前磨牙

23. 关于上颌尖牙不正确的说法是：

A. 唇面有唇轴嵴   B. 舌面有舌轴嵴

C. 牙尖偏远中   D. 牙尖偏近中

E. 牙根断面为圆三角形

24. 牙根为接近牙冠长的 2 倍，根颈横切面的形态为卵圆三角形的牙齿是：

A. 上颌中切牙   B. 下颌中切牙

C. 上颌尖牙   D. 下颌尖牙

E. 上颌第一前磨牙

25. 可以使用旋转力拔除的牙齿是：

A. 上颌侧切牙   B. 上颌尖牙

C. 下颌中切牙   D. 下颌尖牙

E. 前磨牙

26. 关于下颌尖牙不正确的说法是：

A. 牙根扁圆而细长   B. 根的近远中面有浅的长形凹陷

C. 牙尖的远中斜缘长约为近中斜缘的两倍

D. 近远中斜缘交角大于 90 度   E. 可旋转拔除

27. 6 岁左右萌出、不替换任何乳牙的恒牙是：

A. 中切牙   B. 侧切牙   C. 尖牙   D. 前磨牙   E. 第一磨牙

28. 关于下颌第二前磨牙的描述正确的是：

A. 颊尖高大，舌尖特小   B. 舌面与颊面相差较大

C. 颊面宽于舌面   D. 发育沟有 "H、Y、W" 形三种形态

E. 若为二舌尖者，其舌面宽于颊面

29. 关于上颌第一前磨牙正确的说法是：

A. 为前磨牙中体积最小者　　　　B. 牙根多数在根中或根尖 1/3 处分为颊舌二根

C. 𬌗面可有三个牙尖　　　　　　D. 颊尖偏远中

E. 以上都不对

30. 关于下颌第一前磨牙的描述不正确的是：

A. 为体积最小的前磨牙　　　　　B. 颊舌尖高度差别最大

C. 𬌗面有横嵴　　　　　　　　　D. 颊尖偏远中

E. 有新月形的颊颈嵴

31. 牙尖偏向远中的是：

A. 上颌尖牙　　　　　　　　　　B. 下颌尖牙

C. 上颌第一前磨牙的颊尖　　　　D. 下颌第一前磨牙的颊尖

E. 上颌第一前磨牙的舌尖

32. 常出现畸形中央尖的牙齿是：

A. 上颌第一前磨牙　　　　　　　B. 上颌第二前磨牙

C. 下颌第一前磨牙　　　　　　　D. 下颌第二前磨牙

E. 第一磨牙

33. 在颊侧可看到两个半牙尖的牙齿是：

A. 上颌第一磨牙　　　　　　　　B. 下颌第一磨牙

C. 上颌第二磨牙　　　　　　　　D. 下颌第二磨牙

E. 第三磨牙

34. 关于上颌第一磨牙的描述不正确的是：

A. 近中舌尖最小　　　　　　　　B 近中舌尖最大

C. 有时可有第五牙尖　　　　　　D. 𬌗面上可看到斜嵴

E. 有三个牙根

35. 发育沟呈"十"字形分布的牙齿是：

A. 上颌第一磨牙　　　　　　　　B. 下颌第一磨牙

C. 上颌第二磨牙　　　　　　　　D. 下颌第二磨牙

E. 下颌第二前磨牙

36. 被称为六龄齿的牙齿是：

A. 切牙　　　　B. 尖牙　　　　C. 前磨牙

D. 第一磨牙　　E. 以上都不是

37. 下颌第一磨牙的最小牙尖是哪一个尖？

A. 近中颊尖　　B. 远中尖　　C. 近中舌尖　　D. 远中舌尖　　E. 远中颊尖

38. 𬌗面有横嵴的牙齿是：

A. 上颌第一前磨牙　　　　　　　B. 上颌第二前磨牙

C. 下颌第一前磨牙　　　　　　　D. 下颌第二前磨牙

E. 上颌第一磨牙

39. 𬌗面可有五个牙尖的牙齿是：

A. 上颌第一磨牙　　　　　　　　B. 上颌第二磨牙

C. 上颌第三磨牙　　　　　　　　D. 下颌第一磨牙

E. 以上都不是

40. 三个颊尖等大的是：

A. 上颌第一乳磨牙　　　　　　　B. 上颌第二乳磨牙

C. 下颌第一乳磨牙　　　　　　　D. 下颌第二乳磨牙

E. 以上都不是

41. 以下关于上下颌磨牙的主要区别，不正确的是：

A. 上颌磨牙牙冠𬌗面呈斜方形；下颌磨牙牙冠𬌗面呈长方形

B. 上颌磨牙牙冠近远中径大于颊舌径；下颌磨牙牙冠颊舌径大于近远中径

C. 上颌磨牙牙冠较直；下颌磨牙牙冠倾向舌侧

D. 上颌磨牙的颊尖锐而舌尖钝；下颌磨牙的舌尖锐而颊尖钝

E. 上颌磨牙多为三根；下颌磨牙多为双根

42. 牙齿受到食物的直接撞击而引起牙龈萎缩是由于：

A. 牙冠形态不规则　　　　　　　B. 牙冠凸度正常

C. 牙冠凸度过小　　　　　　　　D. 牙冠凸度过大

E. 以上都不对

43. 牙龈因失去食物的按摩而软弱无力引起牙龈萎缩是由于：

A. 牙冠无凸度　　　　　　　　　B. 牙冠凸度过大

C. 牙冠凸度过小　　　　　　　　D. 牙冠凸度正常

E. 牙冠形态不规则

44. 下列关于磨牙应用解剖的说法，错误的是：

A. 第一磨牙萌出最早，易龋坏

B. 上下颌第一磨牙的位置关系对于建立正常咬合有重要作用

C. 第二磨牙的牙冠形态与第二乳磨牙相似

D. 第三磨牙常有先天缺失、错位萌出或阻生

E. 上颌磨牙的根尖感染有可能引起牙源性的上颌窦炎

45. 牙龈将会受食物直接撞击而受伤是由于：

A. 牙冠轴面凸度过大　　　　B. 牙冠轴面凸度过小

C. 牙冠𬌗外展隙不明显　　　　D. 牙冠𬌗面副沟排溢道不明显

E. 牙冠𬌗楔状隙不明显

答案：

1. A　2. A　3. C　4. E　5. D　6. A　7. D　8. D　9. B　10. C　11. A　12. D　13. A

14. B　15. E　16. B　17. B　18. E　19. D　20. B　21. A　22. A　23. C　24. C　25. B

26. E　27. E　28. E　29. D　30. D　31. C　32. D　33. B　34. A　35. D　36. D　37. B

38. C　39. D　40. C　41. B　42. C　43. B　44. C　45. B

二、填空题

1. 有若干后备牙，牙脱落后由新牙补充，终生不止，故称为多牙列，一生中只换牙一次，称为双牙列。

2. 牙附着于颌骨的方式中，若牙无牙根，借纤维膜附于颌骨的边缘，称为端生牙；若牙无完善的牙根，牙的基部与颌骨相连，其一侧也附于颌骨的内缘，称为侧生牙；若牙有完善的牙根，位于牙槽窝内，称为槽生牙。

3. 动物牙演化的规律是：牙形由同形牙向异形牙演化；牙数由多变少演化；牙的替换次数由多牙列向双牙列演化；牙根由无到有演化；牙的附着方式由端生牙向侧生牙、槽生牙演化。

4. 根据牙的形态特点和功能特性来分类，乳牙可分为乳前牙、乳尖牙、乳磨牙。

5. 根据牙的形态特点和功能特性来分类，恒牙可分为切牙、尖牙、前磨牙、磨牙。

6. 切牙和尖牙位于口角之前，故称前牙；前磨牙和磨牙位于口角之后，故称后牙。

7. A 区第二乳磨牙的临床牙位为Ⅴ，6⌐表示右下颌第一恒磨牙。

8. D 区第一乳磨牙的临床牙位为Ⅳ，⌐5表示右上颌第二前磨牙。

9. B 区第二磨牙的临床牙位为7⌐，Ⅲ表示右下颌乳尖牙。

10. D 区第三磨牙的临床牙位为8⌐，Ⅴ表示左上颌第二乳磨牙。

11. C 区第二前磨牙的牙位为5⌐，⌐2表示为右上颌侧切牙。

12. B 区第一乳磨牙的临床牙位为Ⅳ，⌐1表示左上颌中切牙。

13. A 区第三磨牙的临床牙位为8⌐，⌐3表示右下颌尖牙。

14. C 区第一前磨牙的临床牙位为4⌐，⌐4表示左上颌第一前磨牙。

15. B 区乳尖牙的临床牙位为Ⅲ，8⌐表示右下颌第三磨牙。

16. D 区中切牙的临床牙位为 $\overline{I}$, $\overline{7}$ 表示右上颌第二磨牙。

17. 通用编号系统中，#16 表示左上颌第三磨牙。

18. 国际牙科联合会系统中，#15 表示右上颌第二前磨牙。

19. Palmer 记录系统中，Ⅱ表示右上颌乳侧切牙。

20. 从外部观察，牙体由牙冠、牙根及牙颈三部分组成。

21. 解剖牙冠指牙釉质覆盖的部分，牙冠和牙根以牙颈为界，临床牙冠为牙体暴露于口腔的部分，牙冠与牙根以龈缘为界。

22. 解剖牙根指牙骨质覆盖的部分，牙冠和牙根以牙颈为界，临床牙根指口腔内不能见到的部分，牙冠与牙根以龈缘为界。

23. 牙体的纵剖面可见牙体由三种硬组织牙釉质、牙本质、牙骨质和一种软组织牙髓构成。

24. 中线为平分颅面部为左右等分的一条假想线。

25. 牙体长轴为通过牙体中心的一条假想轴。

26. 牙与牙在邻面互相接触的部位称牙体接触区。

27. 牙冠上两面相交处成一线，所成的角称线角。

28. 牙冠上三面相交处成一点，所成的角称点角。

29. 牙体各轴面最突出的部分，称外形高点。

30. 前牙牙冠靠近唇黏膜的一面称为唇面，后牙牙冠靠近颊黏膜的一面称为颊面。

31. 前牙或后牙牙冠靠近舌侧的一面称为舌面，上颌牙牙冠靠近腭也称为腭面。

32. 牙冠靠近中线的牙面称为近中面，牙冠远离中线的牙面称为远中面。

33. 上下颌后牙咬合时发生接触的一面，称𬌗面。

34. 前牙有咬切功能的部分，称切嵴。

35. 牙尖是指近似锥体形的显著隆起，似山峰挺立，位于尖牙的切端及前磨牙、磨牙的𬌗面上。

36. 初萌切牙的切缘上圆形的隆突称切缘结节，随牙的磨耗逐渐消失。

37. 牙冠上细长形的牙釉质隆起，均称为嵴。

38. 轴嵴是指在轴面上，从牙尖顶端伸向牙颈部的纵形隆起。若位于尖牙唇面的称为唇轴嵴，位于后牙颊面的称为颊轴嵴，位于尖牙及后牙舌面的称为舌轴嵴。

39. 位于后牙的𬌗面与轴面相交处及切牙和尖牙的舌面近、远中边缘处的牙釉质的长形线状隆起称边缘嵴。

40. 位于𬌗面，由尖牙的两斜面相交而成，由牙尖顶至𬌗面中央的嵴称三角嵴。

41. 从牙尖顶分别斜向近、远中的嵴，称为牙尖嵴。

42. 相对牙尖的两三角嵴相连，且横过殆面，称为横嵴。是下颌第一前磨牙特有的解剖标志。

43. 殆面的两三角嵴斜行相连，称为斜嵴。是上颌第一磨牙特有的解剖标志。

44. 牙冠的唇面及颊面上，沿颈缘部位的微显突起称为颈嵴。

45. 舌隆突为牙釉质的半月形突起，位于切牙及尖牙的舌面颈 1/3 处。

46. 位于牙冠轴面及殆面，介于牙尖和嵴之间，或者窝的底部的细长形凹陷部分称为沟。

47. 位于前牙舌面，后牙殆面，不规则的凹陷称为窝。

48. 发育沟是指牙齿生长发育时两个生长叶相连所形成的浅沟。

49. 裂是指钙化不全的沟，常为龋病的好发部位。

50. 3 个或 3 个以上的发育沟相交或一条发育沟的末端所形成的点形凹陷，称为点隙。

51. 斜面是指组成牙尖的各面。

52. 多数牙是由4 个生长叶发育而成，部分牙是由5 个生长叶发育而成。

53. 在两牙接触区周围有向四周展开的空隙，称楔状隙。

54. 横嵴指相对牙尖的两三角嵴斜形相连，且横过殆面，常见于下颌第一前磨牙。

55. 斜嵴指殆面的两三角嵴斜行相连，常见于上颌第一磨牙。

56. 牙发育的钙化中心称生长叶，其交界处为发育沟。

57. 切牙组共有 8 颗牙，其中体积最大的牙是上颌中切牙，舌窝最深的牙是上颌侧切牙，最小的牙是下颌中切牙。

58. 上颌中切牙唇面的形态可分为尖圆形、卵圆形、方圆形，常与人的面型协调。

59. 全口牙中体积最小的牙是下颌中切牙。

60. 上颌尖牙是全口牙中牙体和牙根最长的牙。

61. 尖牙组中唇面形态似圆五边形的是上颌尖牙，唇面形态似长五边形的是下颌尖牙。

62. 上颌第一前磨牙的颊尖是前磨牙中唯一偏远中的牙。

63. 前磨牙组中，上颌第一前磨牙的殆面形态是显著的六边形，下颌第一前磨牙的殆面形态是卵圆形，下颌第二前磨牙的殆面形态是方圆形。

64. 从颊舌向观，上颌前磨牙的牙冠较直，略偏牙体长轴颊侧，下颌前磨牙的牙冠向舌侧倾斜。

65. 上颌第一磨牙殆面的斜嵴是由近中舌尖和远中颊尖的三角嵴相连而成。

66. 上颌中切牙唇面的外形高点在颈 1/3，舌面的外形高点在颈 1/3，近中面的外形高点在切 1/3 靠近切角，远中面的外形高点在切 1/3、离切角稍远。

67. 上颌尖牙唇面的外形高点在<u>中 1/3 与颈 1/3 交界处</u>，舌面的外形高点在<u>颈 1/3</u>，近中面的外形高点离<u>近中牙尖嵴近</u>，远中面的外形高点离<u>远中牙尖嵴较远</u>。

68. 上颌第一前磨牙颊面的外形高点在<u>颈 1/3</u>，舌面的外形高点在<u>中 1/3</u>，近中面的外形高点在<u>靠近𬌗缘偏颊侧</u>，远中面的外形高点在<u>靠近𬌗缘偏颊侧</u>。

69. 上颌第一磨牙颊面的外形高点在<u>颈 1/3</u>，舌面的外形高点在<u>中 1/3</u>，近中面的外形高点在<u>近𬌗缘偏颊侧</u>，远中面的外形高点在<u>近𬌗缘中 1/3 处</u>。

70. 下颌第一磨牙颊面的外形高点在<u>颈 1/3</u>，舌面的外形高点在<u>中 1/3</u>，近中面的外形高点在<u>近𬌗缘偏颊侧</u>，远中面的外形高点在<u>近𬌗缘中 1/3 处</u>。

71. 上颌磨牙的颊尖较锐，<u>舌尖较钝</u>；下颌磨牙的<u>舌尖较锐</u>，<u>颊尖较钝</u>。

72. 上颌第一磨牙的牙根一般有<u>3</u> 个，下颌第一磨牙的牙根一般有<u>2</u> 个。

73. 全口牙中形态、大小、位置变异最大的牙是<u>第三磨牙</u>。

三、名词解释

1. 同形牙：全口牙的形态多为三角片或单锥体形，故称为同形牙（homodont）。

2. 多牙列：在每一牙的舌侧，均有若干后备牙，牙缺失后可由后备牙补充，去旧更新，终生不止，故称为多牙列。

3. 端生牙：无牙根，仅借纤维膜附着于颌骨的边缘，称为端生牙（acrodont）。

4. 侧生牙（pleurodont）：除牙的基部与颌骨相连外，其一侧也附着于颌骨的内缘，但无完善的牙根。

5. 槽生牙（thecodont）：有较完善的位于牙槽窝内的牙根。

6. 异形牙：哺乳纲动物的牙已发展为异形牙，可分为切牙、尖牙、前磨牙、磨牙四类。

7. 双牙列：牙在一生中只替换一次，故称为双牙列（diphyodont）。

8. 牙冠（dental crown）：牙体外层被牙釉质覆盖的部分称为牙冠，也称为解剖牙冠（anatomical crown）。牙冠与牙根以牙颈为界，是牙发挥咀嚼功能的主要部分。

9. 临床牙冠：正常情况下，牙冠的大部分显露于口腔，牙冠与牙根以龈缘为界，其中龈缘上方的牙体部分称为临床牙冠（clinical crown）。

10. 牙根（dental root）：牙体被牙骨质覆盖的部分称为牙根。

11. 根尖孔：牙根的尖端称为根尖。在每个牙根尖处通常有小孔，以供牙髓的神经和血管通过，此孔称为根尖孔（apical foramen）。

12. 根干长度：在多根牙，牙颈至根分叉之间的部分称为根干（root trunk of tooth），其间的距离称根干长度。

13. 解剖牙根：解剖牙根是指被牙骨质覆盖的部分。

14. 临床牙根：临床牙根是指在口腔内见不到的牙体部分。

15. 牙颈：牙冠与牙龈交界处形成的弧形曲线，称为牙颈，又名颈缘或颈线。

16. 牙釉质（enamel）：牙釉质是指覆盖于牙冠表层的、半透明的白色硬组织，是高度钙化的最坚硬的牙体组织，也是全身矿化组织中最坚硬的，对咀嚼压力和摩擦力具有高度耐受性。

17. 牙骨质（cementum）：牙骨质是指覆盖在牙根表面的矿化硬组织。牙骨质的组织结构与密质骨相似，呈淡黄色，比牙本质的颜色略深，其硬度低于牙本质。

18. 牙本质（dentine）：牙本质是指构成牙主体的硬组织，色淡黄。牙本质冠部表面为牙釉质覆盖，而根部表面由牙骨质覆盖。其主要功能是保护其内部的牙髓和支持其表面的牙釉质及牙骨质。

19. 牙髓（dental pulp）：牙髓是牙体组织中唯一的软组织，是一种疏松结缔组织，位于由牙本质构成的髓腔中。其主要功能是形成牙本质，同时具有营养、感觉、防御、修复功能。

20. 乳牙（deciduous teeth）：婴儿出生后6个月左右，乳牙开始萌出，至2岁半左右20颗乳牙全部萌出。自6~7岁至12~13岁，乳牙逐渐脱落，最终为恒牙所代替。乳牙在口腔内的时间，最短者5~6年，长者可达10年左右。

21. 恒牙（permanent teeth）：恒牙自6岁左右开始萌出和替换，是继乳牙脱落后的第二副牙，因疾患或意外损伤脱落后再无牙替代。近代人第三磨牙有退化趋势，故恒牙数为28~32颗。

22. 切牙（incisor）：位于口腔前部，上下左右共8颗，包括上颌中切牙、侧切牙和下颌中切牙、侧切牙。切牙的主要功能是切割食物。

23. 尖牙（canine）：位于口角处，俗称犬齿，上下左右共4颗，包括上颌尖牙和下颌尖牙。尖牙的主要功能是穿刺和撕裂食物。

24. 前磨牙（premolar）：位于尖牙与磨牙之间，又称双尖牙（bicuspid teeth），上下左右共8颗，包括上颌第一、第二前磨牙和下颌第一、第二前磨牙。

25. 磨牙（molar）：位于前磨牙远中，上下左右共12颗，包括上颌第一、第二、第三磨牙和下颌第一、第二、第三磨牙。

26. 前牙：临床上，通常以口角为界把牙分为前牙和后牙。前牙包括切牙和尖牙。

27. 后牙：包括前磨牙和磨牙。

28. 六龄牙：儿童于6岁左右，第二乳磨牙的远中牙开始萌出，通常称其为"六龄牙"。

29. 乳牙期：2岁半左右至6~7岁期间，儿童口腔中仅有乳牙存在，称为乳牙期。

30. 替牙期：自 6～7 岁至 12～13 岁，恒牙逐渐替换乳牙，此段时期称替牙期。

31. 恒牙期：12～13 岁以后，口腔中全部为恒牙，称为恒牙期。

32. 智齿：第三磨牙萌出较晚，约在 20 岁，故俗称"智齿"。

33. 切嵴：为切牙切端舌侧长条形的釉质隆起，具有切割功能。

34. 唇面：在前牙，牙冠靠近唇黏膜的一面称为唇面。

35. 颊面：在后牙，牙冠靠近颊黏膜的一面称为颊面。

36. 舌面：牙冠靠近舌侧的一面均称为舌面。上颌牙牙冠舌面因接近腭侧，故亦称腭面。

37. 邻面：同一牙弓内相邻两牙相互接触的面，称为邻面。每个牙冠均包括两个邻面，即一个近中面和一个远中面。

38. 近中面：牙冠离中线较近的邻面称为近中面。

39. 远中面：牙冠离中线较远的邻面称为远中面。

40. 面：上下颌后牙咬合时发生接触的一面称为面。

41. 中线：是平分颜面部为左右两等份的一条假想线，该线通过两眼之间、鼻尖及上颌两中切牙和下颌两中切牙之间。

42. 牙体长轴（long axis）：是沿冠根方向通过牙体中心的一条假想线。

43. 接触区（contact area）：牙与牙在邻面互相接触的区域称接触区或邻接处。

44. 线角（line angle）：牙冠上两个相邻牙面相交处形成一线，在该线上所成的角称线角。

45. 近唇线角、远舌线角：前牙的近中面与唇面的交角称为近唇线角，后牙的远中面与舌面的交角称远舌线角。

46. 点角（point angle）：牙冠上三个相邻牙面相交处形成一点，在该点上所成的角称点角。

47. 远唇切点角：前牙的远中面、唇面与切嵴所成的角称远唇切点角。

48. 近颊点角：磨牙的近中面、颊面与面相交处称为近颊点角。

49. 外形高点（height of contour）：指牙冠各轴面最突出的部分。

50. 牙尖（dental cusp）：牙冠表面近似锥体形的显著隆起称牙尖，常位于尖牙的切端、前磨牙和磨牙的面上。

51. 舌隆突（cingulum）：前牙舌面近颈 1/3 处的半月形隆起，称舌隆突，是前牙的重要解剖特征之一。

52. 结节（tubercle）：牙冠上釉质过度钙化而形成的小突起，可在面或切牙切缘见到。

53. 切缘结节（mamelon）：切牙初萌时切缘上所见的结节又称为切缘结节，随着牙的磨耗而逐渐消失。

54. 嵴（ridge）：牙冠表面细长形的釉质隆起，称为嵴。根据其位置、形状和方向，嵴可分为切嵴、边缘嵴、牙尖嵴、三角嵴、横嵴、斜嵴、轴嵴、颈嵴等。

55. 切嵴（incisal edge）：为切牙切端舌侧长条形的釉质隆起，具有切割功能。

56. 边缘嵴（marginal ridge）：为前牙舌面窝的近、远中边缘及后牙面边缘的长条形釉质隆起。

57. 牙尖嵴（cusp ridge）：从牙尖顶端斜向近、远中的嵴，称为牙尖嵴。后牙颊尖和舌尖的近、远中牙尖嵴，分别组成颊边缘嵴和舌边缘嵴。

58. 三角嵴（triangular ridge）：为从后牙牙尖伸向面的细长形釉质隆起。

59. 斜嵴（oblique ridge）：面两牙尖三角嵴斜形相连形成的嵴称为斜嵴，是上颌磨牙面的重要解剖标志。

60. 横嵴（transverse ridge）：是相对牙尖的三角嵴，横过面相连形成的嵴。横嵴是下颌第一前磨牙面的重要特征。

61. 轴嵴（axial ridge）：是轴面上从牙尖顶端伸向牙颈的纵形隆起。

62. 唇轴嵴：尖牙唇面的轴嵴称为唇轴嵴。

63. 颊轴嵴：后牙颊面的轴嵴称为颊轴嵴。

64. 舌轴嵴：尖牙及后牙舌面的轴嵴称为舌轴嵴。

65. 颈嵴（cervical ridge）：牙冠的唇、颊面上，沿颈缘部位微突的釉质隆起，称为颈嵴。

66. 窝（fossa）：牙冠的不规则凹陷，略似一个四周环山的盆地，称为窝。

67. 沟（groove）：是指牙冠各面上，介于牙尖和嵴之间，或窝底部细长形的、似山间溪流的凹陷部分。

68. 发育沟（developmental groove）：在牙生长发育时，两生长叶相融合所形成的浅沟，称为发育沟。

69. 副沟（supplemental groove）：发育沟以外的任何沟统称为副沟，其形态不规则。

70. 裂（fissure）：钙化不全的沟为裂，是龋病的好发部位。

71. 点隙（pit）：3 条或 3 条以上发育沟的汇合处，或某些发育沟的末端所形成的点状凹陷称为点隙。此处釉质未完全连接，是龋的好发部位。

72. 斜面：为组成牙尖的各面。每个牙尖有四个斜面，两斜面相交成嵴，四斜面相交则组成牙尖的顶。各斜面依其在牙尖的位置而命名，如前磨牙颊尖的斜面有颊尖颊侧近中斜面、颊尖颊侧远中斜面、颊尖舌侧近中斜面和颊尖舌侧远中斜面。

73. 生长叶：为牙生长发育的钙化中心，其融合处为发育沟。多数牙由 4 个生长叶发育而成，少数牙由 5 个生长叶发育而成。

74. 上颌中切牙（maxillary central incisor）：是切牙中体积最大、近中和远中径最宽的牙，位于中线两侧，左右中切牙近中面彼此相对。

75. 上颌侧切牙（maxillary lateral incisor）：位于上颌中切牙的远中，形态与上颌中切牙基本相似，但较上颌中切牙体积稍小，形态窄长。上颌侧切牙的形态变异较多，常见为锥形或先天缺失。

76. 下颌中切牙（mandibular central incisor）：是全口恒牙中体积最小的牙，形态较为对称。

77. 下颌侧切牙（mandibular lateral incisor）：与下颌中切牙相似，但体积较下颌中切牙大。

78. 中央尖或畸形中央尖：前磨牙面中央窝有时可见一小牙尖，常因磨损使髓腔暴露，引起牙髓炎或根尖周炎。畸形中央尖多见于下颌第二前磨牙。

79. 卡氏尖：上颌第一磨牙近中舌尖的舌侧偶有第五牙尖，该牙尖是奥地利维也纳牙科医师 Carabelli 于 1842 年首先发现的。

80. C 形牙根：下颌第二磨牙少数牙近、远中根颊侧相互融合，舌侧仍分开，牙根横断面呈 "C" 形，故称 C 形牙根。

81. 接触点：相邻两牙借其邻面突度紧密接触，接触之处称为接触点。

82. 接触区：相邻两牙近、远中接触部位，随运动逐渐磨耗呈小面型，有利于稳定，称接触区。

83. 外展隙：在两牙接触区周围均有向四周展开的呈 "V" 字形的空隙，称为楔状隙或外展隙。在唇（颊）、舌侧的空隙分别称为唇（颊）楔状隙和舌楔状隙。在切、方的空隙，分别称为切楔状隙和楔状隙。在龈方的空隙称为邻间隙。

四、概念对比与简答

1. 简述同形牙、异形牙、多牙列、双牙列、端生牙、侧生牙和槽生牙的概念。

答：同形牙：全口牙形态相同，多为等长的三角片或单锥体形。

异形牙：全口牙的形态不尽相同，如哺乳类的牙可分为切牙、尖牙、前磨牙和磨牙四类。

多牙列：每一个牙都有若干后备牙，牙脱落后由新牙补充，去旧更新，终生不止。

双牙列：一生中只换一次牙。

端生牙：无牙根，借纤维附着于颌骨的边缘。

侧生牙：不仅牙的基部与颌骨的边缘相连，且其一侧也附着于颌骨的内缘，但无完善的牙根。

槽生牙：有完善的牙根，位于牙槽窝内。

2. 简述牙演化的特点。

答：动物在由低等向高等发展的过程中，由于生活条件和功能需要，使牙的演化具有下列特点：①牙形由单一同形牙向异形牙演化；②牙数由多变少；③牙替换次数由多牙列向双牙列演化；④牙根从无到有；⑤牙的分布由广泛至集中于上、下颌骨；⑥牙附着于颌骨的方式由端生牙至侧生牙，最后向槽生牙演化。

3. 简述临床牙冠与解剖牙冠、临床牙根与解剖牙根的概念。

答：临床牙冠：为牙体露于口腔的部分，牙冠和牙根以龈缘为界。

解剖牙冠：为牙釉质覆盖的部分，牙冠和牙根以牙颈为界。

临床牙根：为牙体在口腔内不能见到的部分，牙根和牙冠以龈缘为界。

解剖牙根：为牙骨质覆盖的部分，牙根和牙冠以牙颈为界。

4. 简述中线、牙体长轴、接触区、外形高点、线角和点角的概念。

中线：位于面部正中矢状面上，将颅面部平分为左右两等份的一条假想垂直线。

牙体长轴：通过牙冠和牙根中心的一条假想直线。

接触区：相邻牙冠邻面互相接触的部分。

外形高点：牙体各轴面上最突出的部分。

线角：两面相交处成一线，所成的角为线角。

点角：三面相交处成一点，所成的角为点角。

5. 简述牙冠的唇面、颊面、舌面、腭面、近中面、远中面、𬌗面和切嵴的概念。

牙冠的唇面：前牙牙冠靠近唇黏膜的一面。

颊面：后牙牙冠靠近颊黏膜的一面。

舌面：下颌牙牙冠靠近舌侧的一面。

腭面：上颌牙牙冠靠近腭侧的一面。

近中面：牙冠面向中线的一面。

远中面：牙冠背向中线的一面。

𬌗面：上下后牙相对发生咀嚼作用的一面。

切嵴：前牙切端有咬切功能的嵴。

6. 简述牙尖、切缘结节、舌面隆突和嵴的概念。

牙尖：牙冠上近似锥体形、突出成尖的部分。

切缘结节：初萌切牙切缘上圆形的隆突。

舌面隆突：前牙舌面近颈缘部的半月形隆起。

嵴：牙冠上细长形的牙釉质隆起。

7. 简述切嵴、轴嵴、边缘嵴、三角嵴、牙尖嵴、横嵴、斜嵴和颈嵴的概念。

切嵴：为切牙切缘舌侧的细长形牙釉质隆起。

轴嵴：轴面上由牙尖顶伸向牙颈部的纵形隆起。

边缘嵴：为前牙舌面近、远中边缘及后牙𬌗面边缘细长形的牙釉质隆起。

三角嵴：为𬌗面牙尖两斜面相交而成的细长形牙釉质隆起。

牙尖嵴：从牙尖顶分别斜向近、远中的嵴。

横嵴：为𬌗面相对牙尖两三角嵴相连、横过𬌗面的细长形牙釉质隆起。

斜嵴：为𬌗面斜形相对的两牙尖、两三角嵴相连形成的细长形牙釉质隆起。

颈嵴：为牙冠唇面或颊面上沿颈缘、微显突起的细长形的牙釉质隆起。

8. 简述沟、点隙、窝、斜面和生长叶的概念。

沟：位于牙冠的轴面及𬌗面，介于牙尖和嵴之间，或窝的底部的细长凹陷部分，略似山间的溪流。

点隙：三条或三条以上发育沟的汇合处或一条发育沟的末端所成的点状凹陷。

窝：牙冠舌面及𬌗面上不规则的凹陷。

斜面：组成牙尖的各面。

生长叶：牙发育的钙化中心。

9. 简述发育沟、副沟和裂的概念。

发育沟：牙齿生长发育时，两生长叶相连所形成的明显而有规则的浅沟。

副沟：除发育沟以外的任何沟，其形态不规则。

裂：钙化不完全的沟，为龋齿的好发处。

10. 简述切牙组的形态及功能特点。

口腔内上下左右共有 8 个切牙。切牙位于口腔前部，牙冠由唇面、舌面、近中面和远中面 4 个轴面和 1 个切嵴组成。牙冠唇、舌面略呈梯形，邻面呈楔形，颈部厚而切端薄，其主要功能为切断食物，与发音和衬托面部外形亦有密切关系，牙根为单根。

11. 简述上下颌切牙的区别。

（1）上颌切牙的牙冠宽大，唇面发育沟明显；下颌切牙的牙冠窄小，唇面光滑，发育沟不明显。

（2）上颌切牙的舌面边缘嵴明显，舌窝较深；下颌切牙的舌面无明显边缘嵴，舌窝较窄浅。

（3）侧面观，上颌切牙的切嵴在牙体长轴的唇侧，下颌切牙的切嵴靠近牙体长轴。

（4）上颌切牙的牙根粗壮而直；下颌切牙的牙根窄而扁，近、远中凹陷呈沟状。

12. 简述尖牙组的形态及功能特点。

尖牙位于侧切牙远中，包括上颌尖牙和下颌尖牙，上下左右各 4 个。其牙冠较厚，即颊舌径大于近、远中径。有一长而大的牙尖，根为单根，粗且长大。功能为穿刺及撕裂食物。

13. 简述上下颌尖牙的区别。

（1）上颌尖牙体积较大，牙冠宽大；下颌尖牙体积小，牙冠窄长。

（2）上颌尖牙唇颈嵴、唇轴嵴、舌轴嵴和舌面隆突较明显，舌窝较深；下颌尖牙唇颈嵴、唇轴嵴、舌轴嵴和舌面隆突不很明显，舌窝较浅。

（3）上颌尖牙近中缘自颈缘至切缘向近中展开，下颌尖牙近中缘与牙根近中缘相连成直线。

（4）上颌尖牙近中斜缘与远中斜缘相交近似直角，下颌尖牙近中斜缘与远中斜缘相交成钝角。

（5）上颌尖牙牙尖顶偏近中，下颌尖牙牙尖顶明显偏近中。

（6）上颌尖牙冠、根的唇缘相连不成弧线，下颌尖牙冠、根的唇缘相连成弧线。

（7）上颌尖牙的牙根粗长，颈横切面呈卵圆三角形；下颌尖牙的牙根细长，颈横切面呈扁圆形。

14. 简述前磨牙的形态及功能特点。

前磨牙又称双尖牙，位于尖牙与磨牙之间，包括上颌第一、第二前磨牙和下颌第一、第二前磨牙，上下左右共 8 个。牙冠呈立方形，𬌗面有二尖（下颌第二前磨牙有三尖型者）。牙根为单根或双根。主要功能为协助尖牙撕裂食物，同时有协助磨牙捣碎食物的作用。

15. 简述上下颌前磨牙的区别。

（1）上颌前磨牙的牙冠较直，略偏牙体长轴的颊侧；下颌前磨牙的牙冠向舌侧倾斜。

（2）上颌前磨牙的牙冠颊舌径大于近、远中径，牙冠较狭长；下颌前磨牙的牙冠，颊舌径与近、远中径相近，牙冠方圆。

16. 简述磨牙组的形态及功能特点。

位于前磨牙的远中，包括上下颌第一、第二、第三磨牙，上下左右共 12 个。牙冠体积大，𬌗面也大，有 4～5 个牙尖，牙体由第一磨牙至第三磨牙依次减小；根一般为 2～3 根。主要承担咀嚼任务。

17. 简述上下颌磨牙的区别。

（1）上颌磨牙的牙冠𬌗面呈斜方形，颊舌径大于近、远中径；下颌磨牙的牙冠𬌗面呈长方形，近、远中径大于颊舌径。

（2）上颌磨牙的牙冠较直，下颌磨牙的牙冠倾向舌侧。

（3）上颌磨牙的颊尖锐而舌尖钝，下颌磨牙的舌尖锐而颊尖钝。

（4）上颌磨牙多为 3 根，下颌磨牙多为 2 根。

18. 根据牙体外形内容，请列简表回答下列问题：

（1）如何区别上颌中切牙与上颌侧切牙？

（2）下颌中切牙与下颌侧切牙有何区别？

（3）上颌第一前磨牙与第二前磨牙的主要区别。

（4）下颌第一前磨牙与第二前磨牙的主要区别。

答：（1）上颌中切牙与上颌侧切牙的主要区别：

主要区别点	上颌中切牙	上颌侧切牙
体积	大	小
唇面	光滑平坦	窄小圆突
切角	近中切角为直角	近中切角似锐角
	远中切角略为圆钝	远中切角呈圆弧形
舌窝	宽大	窄深
牙根颈横断面	呈圆三角形	呈卵圆形

（2）下颌中切牙与下颌侧切牙的主要区别：

主要区别点	下颌中切牙	下颌侧切牙
体积	为全口牙中最小者	较下颌中切牙稍大
唇面	近、远中缘对称	切缘略向远中倾斜
切角	近、远中切角对称	远中切角较近中切角圆钝

（3）上颌第一前磨牙与第二前磨牙的主要区别：

主要区别点	上颌第一前磨牙	上颌第二前磨牙
体积	为前磨牙中最大者	小于上颌第一前磨牙
颊、舌面大小	颊面＞舌面	相差不大
颊舌尖	颊尖长大锐利，偏向远中；舌尖偏近中	颊舌尖均偏近中
近中沟	越过近中边缘嵴至近中面	无
牙根	80% 分为颊舌两根	40% 分为颊舌两根

（4）下颌第一前磨牙与第二前磨牙的主要区别：

主要区别点	下颌第一前磨牙	下颌第二前磨牙
颊、舌面大小	颊面为舌面的2倍	舌面颊面约等大，若为三尖型则舌面大于颊面
𬌗面	二尖，颊尖长大，舌尖短小	颊舌尖高度相近，发育沟呈"H"或"U"形者为二尖型，呈"Y"形者为三尖型
横嵴	有	无
牙根近中面	常有根分叉痕迹	无根分叉痕迹

19. 为何下颌第一前磨牙被认为是一种过渡形式的牙？

答：理由是下颌第一前磨牙兼有前、后牙的特点而又不典型：①像后牙：具有4个轴面和一𬌗面，有颊、舌尖和横嵴等；但颊、舌尖间距小，行使功能不如其他后牙；②像尖牙：颊尖特别长大，舌尖特别短小，髓腔更像尖牙髓腔。

20. 上颌第一、第二、第三磨牙主要有哪些区别？

答：上颌第一、第二、第三磨牙的主要区别：

主要区别点	上颌第一磨牙	上颌第二磨牙	上颌第三磨牙
体积	最大，最宽	较小，较宽	最小，较窄
颊面	近远中颊尖等高	远中颊尖较近中颊尖稍短	远中颊尖更短
	远颊根尖弯向近中	远颊根较直	牙根向远中倾斜
舌面	远舌尖发育良好	远舌尖较小	远舌尖通常消失
	可能有第五牙尖	极少有第五牙尖	无第五牙尖
𬌗面	呈斜方形	呈狭长的斜方形	呈三角形或心形
	斜嵴明显	斜嵴较小，多有远中沟越过	常无斜嵴
牙根	三根分开	三根较靠近	三根常融合

21. 简述下颌第一、第二、第三磨牙的主要区别。

答：下颌第一、第二、第三磨牙的主要区别：

主要区别点	下颌第一磨牙	下颌第二磨牙	下颌第三磨牙
体积	最大，最宽	较小，较宽	最小，较窄
颊面	有近、远中颊沟 近、远中颊尖和部分远中尖	有颊沟 近、远中颊尖	有颊沟 近、远中颊尖
𬌗面	呈长方形 有5个牙尖 发育沟呈"大"字形	呈正方形 多为4个牙尖 发育沟呈"十"字形	呈卵圆形 有4或5个牙尖 副沟多
牙根	近、远中根分开较宽 有时远中根再分为颊舌根	近、远中根相距较近或在颊侧融合呈"C"形根，有时近中根再分为颊、舌根	牙根短通常呈融合根

22. 简述切端及殆面形态的生理意义。

切牙的切嵴具有切割食物的功能。尖牙的牙尖具有穿透和撕裂食物的作用。前磨牙和磨牙殆面有凸形结构——牙尖、三角嵴、斜嵴和边缘嵴，并有凹形结构——窝及发育沟。咀嚼时，上下颌后牙殆面凸形结构与凸形结构接触可压碎食物，凸形结构与凹形结构接触可磨细食物。上下颌后牙殆面牙尖与窝接触，可保持上下颌关系稳定。殆面组成三角嵴的两斜面，咀嚼时既可磨细食物，又可在上下颌牙接触时，下颌牙沿上颌牙尖的斜面运动，以便进入牙尖交错位。边缘嵴的作用是将食物局限在殆面窝内，以便对颌牙尖进行捣碎和磨细。发育沟如舌沟或颊沟是磨细的食物溢向固有口腔或口腔前庭的通道。

23. 简述牙冠唇、颊、舌面突度的生理意义。

前牙唇舌面及后牙颊面的突度均在颈1/3，后牙舌面的突度则在中1/3。咀嚼时，牙冠的正常突度可使部分咀嚼过的食物擦过牙龈表面，起着按摩作用，促进血液循环，有利于牙龈的健康。若牙冠突度过小或平直，食物经过该处，牙龈会有过大的压力；反之，若牙冠突度过大，食物经过该处则不能触及牙龈，均不利于牙龈组织的健康。牙冠颈1/3的突度，还可扩展龈缘，使其紧张有力。

24. 简述牙冠邻面突度的生理意义。

前牙及后牙邻面突度分别在切1/3和殆1/3处，相邻两牙借邻接点相接，邻接点因磨耗呈小面，称为接触区。前牙接触区呈椭圆形，切龈径大于唇舌颈，近中面者靠近切角，远中面者距切角稍远。后牙接触区亦呈椭圆形，颊舌径大于殆龈径。第一、第二前磨牙近、远中面接触区及第一磨牙近中面接触区均在近殆缘偏颊侧。第一磨牙远中面接触区、第二磨牙近中和远中面接触区及第三磨牙近中面接触区均在近殆缘中1/3处。在正常接触区的周围均有呈"V"字形的空隙，称为楔状隙或外展隙。在唇（颊）、舌侧者分别称为唇（颊）楔状隙或舌楔状隙；在切、殆方者，分别称为切楔状隙或殆楔状隙；在龈方者称为邻间隙，有龈乳头充满，可保护牙槽骨和牙冠邻面。正常的牙邻接，不仅可预防食物嵌塞，免使龈乳头受压萎缩及牙槽突降低，而且可使牙及关系稳定、牙弓完整，有利于咀嚼，对颞下颌关节、咀嚼肌和牙周组织的健康均有重要意义。

25. 简述牙根形态的生理意义。

答：牙根在牙槽窝的稳固是保证牙冠行使其生理功能的前提，稳固的牙根又与其形态密切相关，如多根牙较单根牙稳固，长根牙较短根牙稳固，粗根牙较细根牙稳固，扁根牙较圆根牙稳固，根尖所占面积大于殆面者稳固等。如上颌第一磨牙，牙根多、根形扁、根尖所占面积大于殆面，因而是全口牙中最稳固的牙；又如上颌尖牙，牙根粗长，故较其他单牙根稳固。

26. 前牙外形的应用解剖主要有哪些？

答：（1）切牙外形的应用解剖主要有以下几点：

①上颌中切牙位于牙弓前部，易受外伤而折裂；其牙冠唇面外形常与面型相协调，修复时要注意其形态、色泽与面型及邻牙的协调性。

②上颌切牙的邻接区及上颌侧切牙的舌窝顶点是龋的好发部位。

③上颌中切牙的牙根圆直，拔牙时可用旋转力拔出；上颌侧切牙和下颌切牙，因牙根弯或扁，不能使用旋转力拔出。

（2）尖牙外形的应用解剖主要有以下几点：

①牙冠各面光滑，自洁作用较好，较少发生龋坏。

②位于口角，牙根长而粗壮，支撑口角。若上颌尖牙缺失，口角上部塌陷，影响面容。

③由于牙根长，常是口内保留时间最长久的牙，修复邻缺牙时多作基牙。

④上颌尖牙的牙根为圆锥形，单根且较直，拔除时可使用旋转力；下颌尖牙由于根稍扁圆，拔除时在松动后可适当配合使用较小的旋转力。

27. 后牙外形的应用解剖主要有哪些？

答：（1）前磨牙外形的应用解剖主要有以下几点：

①𬌗面点隙及邻面是龋的好发部位，充填或修复时，应注意恢复其正常形态及邻接区的关系。

②由于牙根扁或双根，拔牙时主要使用摇力。

③由于第一磨牙缺失机会较多，第二前磨牙常作为基牙修复第一磨牙。

④上颌前磨牙与上颌窦接近，根尖感染可波及上颌窦，摘除断根时应避免使用推力。

⑤前磨牙可发生错位，亦可发生龋坏；其𬌗面中央窝内可能出现锥形的畸形中央尖，常因磨耗而穿髓。

（2）磨牙外形的应用解剖主要有以下几点：

①上、下颌第一磨牙的位置关系，对建立正常咬合起重要的作用，故应尽量治疗保留，如拔除后也应尽早修复，以免影响正常的咬合关系。

②第一磨牙是恒牙中萌出最早、𬌗面点隙窝沟最多、易患龋坏的牙，充填或修复时，应注意恢复其正常解剖形态。

③第三磨牙易出现先天缺失或形态、位置异常，若因阻生引起冠周炎或第二磨牙的龋坏，则应拔除。若咬合关系正常，则应保留。

④上颌磨牙与上颌窦邻近，根尖感染时可引起牙源性上颌窦炎，摘除断根时应避免使用推力，以免断根进入上颌窦。下颌磨牙与下颌管邻近，摘除断根时不宜使用压力，以免损伤下牙槽神经。

⑤第一磨牙与第二乳磨牙形态相似、位置邻近，拔第二乳磨牙时，应特别注意鉴别。

⑥上颌第二磨牙牙冠相对的颊黏膜上有腮腺导管口，上颌第三磨牙可以此作为寻找腭大孔的标志。